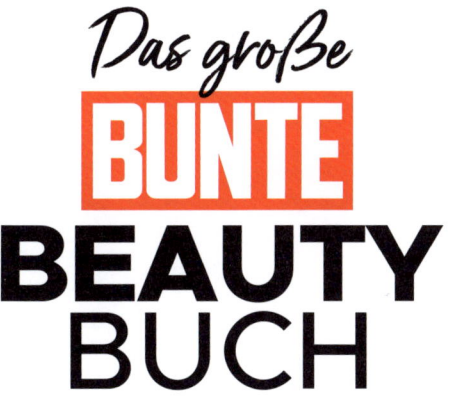

Das große BUNTE BEAUTY BUCH

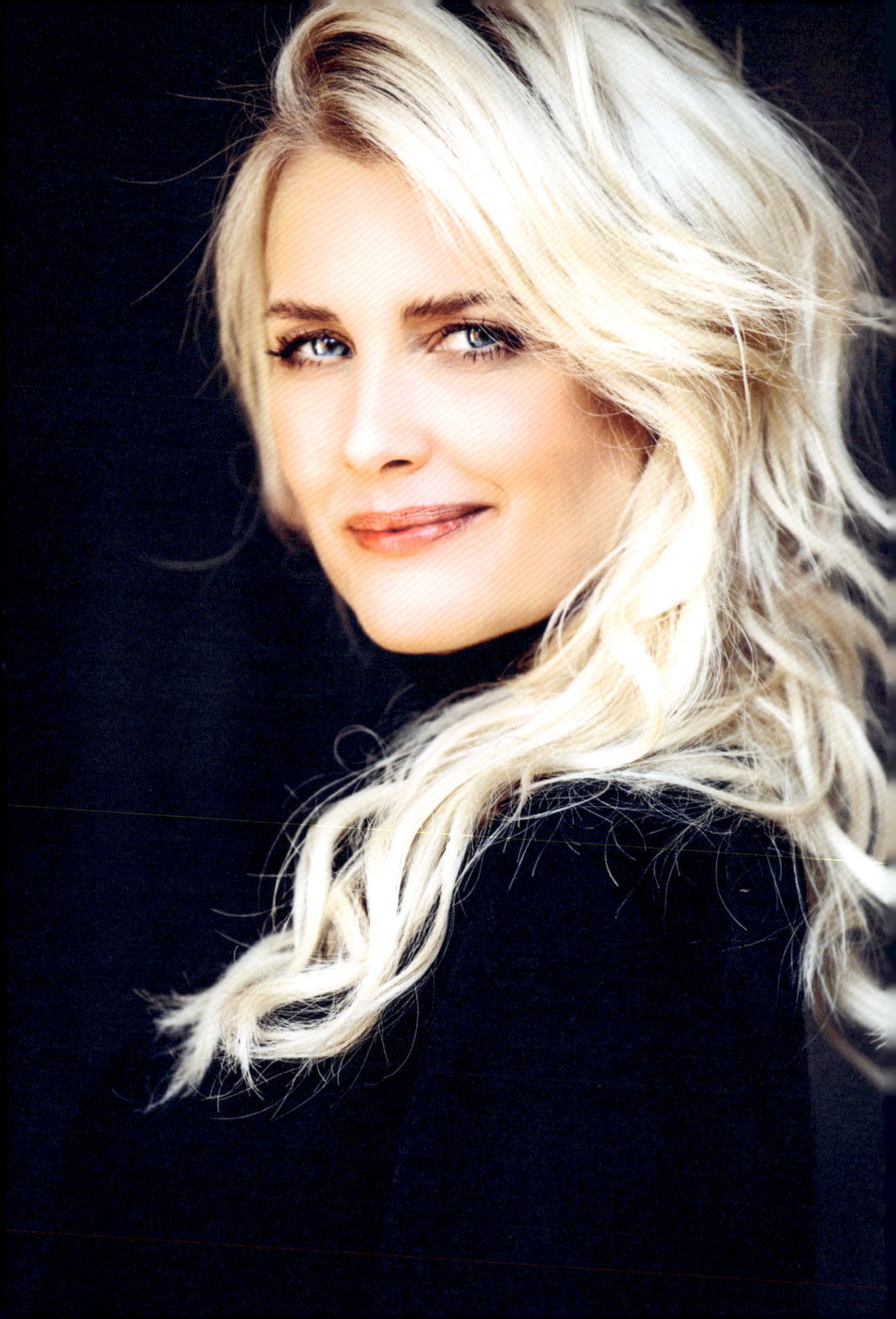

Die Beauty-Geheimnisse
von Promis, Experten und Insidern

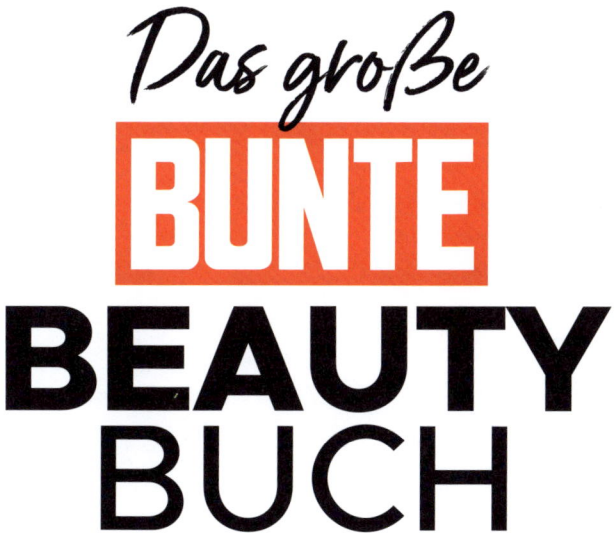

Das große
BUNTE
BEAUTY
BUCH

mit Jennifer Knäble

Inhalt

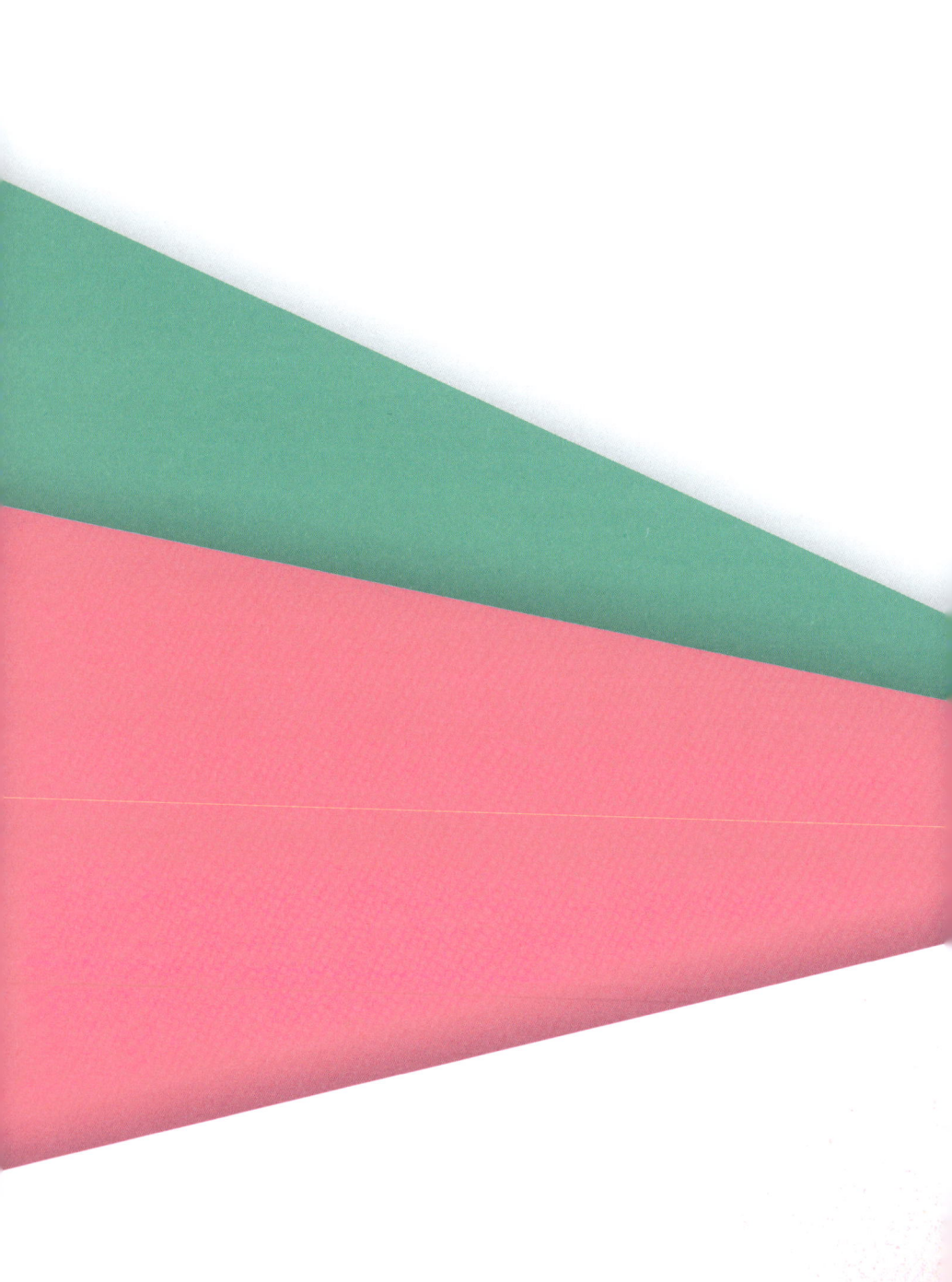

Willkommen

IN DER BUNTE-BEAUTY-WELT

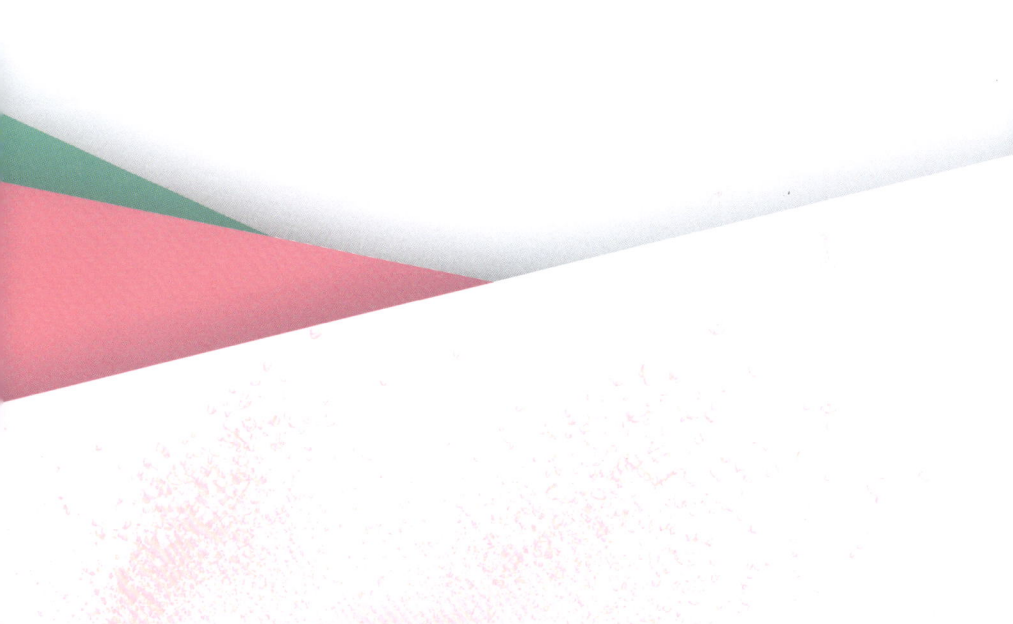

Liebe Leserin,

woran denken Sie beim Wort Beauty? An Schönheitsrituale, Schminktutorials und pflegende Wundermittel? Schöne Menschen, die Sie im Fernsehen und in den sozialen Medien bewundern, oder gute Bekannte, die Sie mit ihrem Lachen anstecken? Beauty kann ein Gefühl der Selbstermächtigung auslösen – mal ist es stark und strahlend, mal tief in uns verborgen. Schönheit existiert so lang, wie es uns Menschen gibt. Schon im alten Ägypten und bei den Römer/-innen spielten Pflegerituale, Frisuren, Farben und Schminke als Ausdruck der eigenen Persönlichkeit eine wichtige Rolle. Und auch heute begleitet uns das Thema – mal bewusst, mal unbewusst – durch den Alltag. Besonders in Zeiten von sozialen Netzwerken steigt der Druck, immer perfekt auszusehen. Laut einer britischen Studie verwenden neunzig Prozent der Nutzer/-innen Filter, um ihre Haut glatter, das Kinn straffer oder die Augen strahlender zu machen. (Quelle: "Changing the Perfect Picture: Smartphones, Social Media and Appearance Pressures".) Dabei geht das doch auch anders! Zeit, diese Gedanken zu teilen und einander in unsere Geheimnisse einzuweihen. Sind Sie bereit?

Zuhören macht schön!

Im BUNTE VIP GLOSS-Podcast spricht Moderatorin und Unternehmerin Jennifer Knäble regelmäßig mit prominenten Personen über ihre ganz persönlichen Beauty-Tipps und stellt dabei Folge um Folge aufs Neue fest: Schönheitsrituale verbinden. In unserem Interview verrät sie uns das Geheimnis ihres Podcast-Erfolges: "Beauty-Rituale und -routinen sind etwas sehr Persönliches – die teilt man nicht mit jedem. Das Spannende an unserem Podcast: Ich spreche mit den Gästen/Gästinnen nicht nur über ihre persönlichen Beauty-Secrets, sondern entlocke ihnen so ganz nebenbei auch noch das ein oder andere private Geheimnis."

Im persönlichen Talk lässt es sich eben intimer über Fältchen und brüchige Spitzen philosophieren. Anders als bei ihren Moderationen für große Fernsehshows, in denen sie oft nur wenige Minuten Zeit für ihre Gäste/Gästinnen hat und live alles perfekt sitzen muss, kann Jenny Knäble im Podcast entspannt und viel intensiver hinter die Fassade der

Glamourwelt blicken. Wie lange brauchen Stars morgens im Bad? Haben sie persönliche Stylisten/Stylistinnen oder legen sie selbst Hand an? Und wurde da nicht vielleicht an der ein oder anderen Stelle nachgeholfen?

Seit zwanzig Jahren arbeitet Jenny als Moderatorin – mal begrüßt sie die Nation im Frühstücksfernsehen, mal übermittelt sie die Nachrichten am Mittag oder interviewt die Stars am Abend auf dem Red Carpet. Keine Frage: Ihr Job war noch nie langweilig. "Für BUNTE darf ich mit einem großartigen Team zusammenarbeiten – wir sind hauptsächlich Frauen, was ich sehr cool finde. Unsere Inhalte sind immer abwechslungsreich: Beauty, Fashion, Lifestyle: All das sind Themen, die mich persönlich schon immer interessieren und inspirieren."

Und das Beste: Jennys Gäste/Gästinnen sind immer für eine Überraschung gut! "Da dachte ich, ich würde diesen Menschen bereits gut kennen, und dann erfahre ich plötzlich völlig neue Dinge", erinnert sich Jenny zum Beispiel an ihr Gespräch mit Franziska Knuppe im BUNTE VIP GLOSS-Talk: "Trotz ihres Status als internationales Topmodel ist sie total bodenständig und uneitel, ein absolut herzlicher und aufregender Mensch." In unserem Kapitel zum Thema Hautpflege können Sie sich selbst ein Bild von

Franziskas sympathischer Lässigkeit machen. Darin widmen wir uns der Frage, wie Sie Ihren individuellen Hauttyp bestimmen, und Sie erfahren die privaten Pflegetipps des Topmodels, das sich zwischen Runway und Kinderbetreuung am liebsten unterwegs im Zug schminkt.

Mit einer ordentlichen Ladung Spontaneität überrascht auch Youtuberin Ischtar Isik, die Jenny in das Geheimnis ihrer Cat Eyes einweihte: "Ich sage nur Klebeband – sensationell!", schwärmt sie von ihrem Treffen mit dem 26-jährigen Internetstar.

Dass es durchaus Zeit und Erfahrung braucht, um das eigene Make-up, die Frisur und eine Pflege zu perfektionieren, bestätigt Hair- und Make-up-Coach Boris Entrup, der regelmäßig für viele internationale Marken im Einsatz ist. Im Podcast verriet der Experte Jenny unter vier Ohren, worauf er bei der Beratung seiner Kunden/Kundinnen besonders achtet und wie Sie mit wenigen Schritten den perfekten Alltagslook zaubern. Klingt gut? Dann freuen Sie sich auf ein ganzes Kapitel voller Make-up-Tipps samt ausführlicher Schritt-für-Schritt-Anleitung vom Profi.

Glückliche Frauen sind die schönsten Frauen

Braucht es für wahre Schönheit immer Make-up? TV-Legende Birgit Schrowange weiß nach vierzig Jahren Showbusiness, worauf es wirklich ankommt. Während Produzenten ihr jahrelang vorschrieben, wie sie auszusehen hat und was sie sagen soll, handelt die 63-Jährige mittlerweile nur noch aus eigener Überzeugung – zu der auch ihre grauen Haare gehören. Überfärben kommt für sie nicht mehr infrage.

"Eine Grundbasis aus gesunder Ernährung, viel Bewegung und Momenten der Selbstfürsorge muss vorhanden sein, um wirklich strahlen zu können. Sonst hilft auch noch so viel Make-up nichts." In Kapitel vier rechnet Dermatologin Dr. Susanne Steinkraus für uns mit überholten Schönheitsmythen ab und erklärt, worauf es bei der täglichen Anti-Aging-Pflege wirklich ankommt. Pigmentflecken, Fältchen und schlaffere Haut gehören früher oder später nun einmal zum Leben dazu. Das heißt aber nicht, dass wir uns von ihnen das Leben vermiesen lassen. Die Behandlungsmöglichkeiten sind grenzenlos! Von der reichhaltigen Creme über Needlingverfahren und Gesichtsyoga bis hin zu Fillern und Fäden. "Das Wichtigste ist, dass wir einander nichts vormachen", befindet Zweifachmutter und TV-Moderatorin Charlotte Würdig, die mit Jenny im VIP GLOSS-Interview ganz offen über ihre Erfahrungen mit medizinischer Ästhetik sprach. "So viel Ehrlichkeit ist erfrischend und mutig", findet Jenny, für die *Female Empowerment* ein wichtiges Thema ist. "Wir Frauen sollten einander viel stärker unterstützen. Meine Erfahrung zeigt: Die Männer machen das häufig cleverer, da gibt es keine Eifersüchteleien untereinander." Jenny weiß, wovon sie spricht. Schließlich hat sie innerhalb von zwei Jahren zwei Firmen gegründet und nebenbei noch zwei Kinder bekommen! Sie selbst möchte auf ihre kleinen Lachfältchen nicht verzichten, denn wie der Name schon sagt: Sie kommen durchs Lachen. Und wer viel lacht, ist glücklich. Einer, der uns sämtliche Fragen rund um das Thema künstliche Ästhetik beantworten kann, ist Dr. Stefan Duve. Der Experte begrüßt tagtäglich Menschen in seiner Münchner Praxis, die eine optische Veränderung wünschen. Sein Job ist es aber nicht nur, Wünsche zu erfüllen, sondern auch über mögliche Risiken und Alternativen aufzuklären. In unserem Ästhetik-Einmaleins zeigen wir Ihnen mit seiner Hilfe, welches Verfahren sich wann eignet und wovon Sie lieber die Finger lassen sollten.

Dass es ebenso natürliche und zudem ziemlich nachhaltige Methoden der Körperverschönerung gibt, zeigen Ernährungsexpertin Monica Meier-Ivancan und Model Jana Ina Zarrella, die auch mit zunehmendem Alter aus dem Strahlen nicht herauskommen. Ihr Geheimnis? So viel sei vorab verraten: Im Alltag beider Schönheiten spielt das Bürsten eine große Rolle. Bei Jana Ina sind es die Haare, bei Monica ist es gleich der ganze Körper. Getreu dem Motto: Der Körper hat bereits alles, was er braucht, man muss ihn nur ein wenig anregen. Einer der größte Fehler, den die meisten von uns bei der täglichen Haar- und Körperpflege machen, besteht darin, dass wir es zu gut meinen. Shampoo, Conditioner, Duschgel, Peeling, Pflegeöl, Bodylotion – so viel kann kaum ein Körper aufnehmen. Schon gar nicht jeden Tag. Aber wissen Sie immer so genau, welche Stoffe in all diesen Produkten enthalten sind und ob sie wirklich etwas auf und in Ihrem Körper zu suchen haben?

Wie Sie Haut und Haar auf natürliche und schonende Weise unterstützen können, zeigen wir Ihnen in unserem fünften Kapitel. "Es wird auf alle Fälle ziemlich dynamisch, so viel kann ich verraten", versichert Jenny, die sich den ein oder anderen Tipp ihrer prominenten Gäste/Gästinnen bereits für ihre Beauty-Routine abgeschaut hat.

Ziemlich dynamisch wird es auch im sechsten Kapitel unserer Beauty-Reise, in dem Jenny eine Runde mit dem Hula-Hoop-Reifen dreht. *"Rock your curves!"* lautet das Lebensmotto und Beauty-Geheimnis ihrer Gästin Angelina Kirsch. Das Curvy-Model ist der lebende Beweis dafür, dass Bewegung schön und selbstbewusst macht. Haben Sie den Schwung schon raus? Mit unseren Tipps vom Topmodel steigen Sie bei der Trendsportart ganz leicht mit ein und "rocken" in Zukunft gemeinsam mit Angelina Ihre Kurven. Wem noch die nötige Motivation fehlt, kann sich über Tipps von einer wahren Olympialegende freuen. Skiprofi Maria Höfl-Riesch erklärt, wie Sie den inneren Schweinehund zum Spazierengehen überreden und warum dabei kleine Schritte oft die größere Wirkung zeigen. Wie heißt es so schön? Schritt für Schritt.

Doch nicht nur beim Sport, auch im Job als TV-Star geht es oft ganz schön zur Sache: Moderationen, Interviews, Termine und Abendevents – und all das auf High Heels. Das grenzt beinahe an einen Marathon. Jennys Tipp für lange Meetings und durchtanzte Nächte: Hirschtalg! "Ein kleiner Klecks Hirschtalg verhindert das Schlimmste, wenn man lange auf High Heels stehen muss, wie ich oft in meinem Job. Die Creme einfach auf die Problemstellen an den Füßen auftragen, bevor man in die Pumps steigt. Der Talg legt sich wie ein Schutzschild auf die Haut und verhindert dadurch Blasen und Druckstellen."

Sie merken schon: Jenny und ihre Gäste/Gästinnen haben eine Menge Tipps und Tricks gesammelt, die sie jetzt gern an Sie weitergeben. Bereit für ein entspanntes Makeover? Dann machen Sie es sich bequem, nehmen einen großen Schluck Wasser (oberste Beauty-Regel: viel Wasser trinken!) und passen gut auf. Wir wünschen eine gepflegte Lektüre!

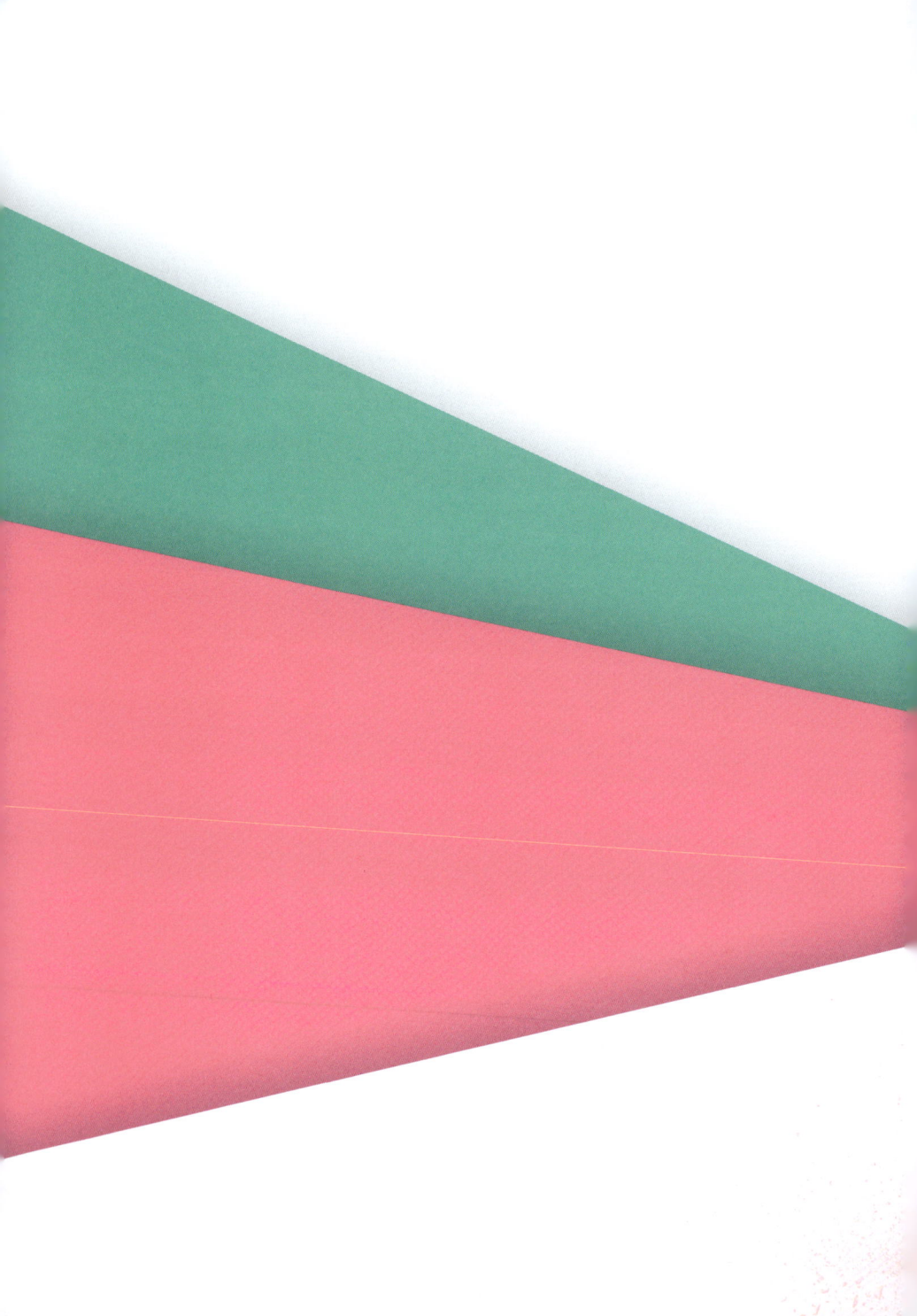

Die richtige Pflege:

VOR DEM MAKE-UP IST NACH DEM MAKE-UP

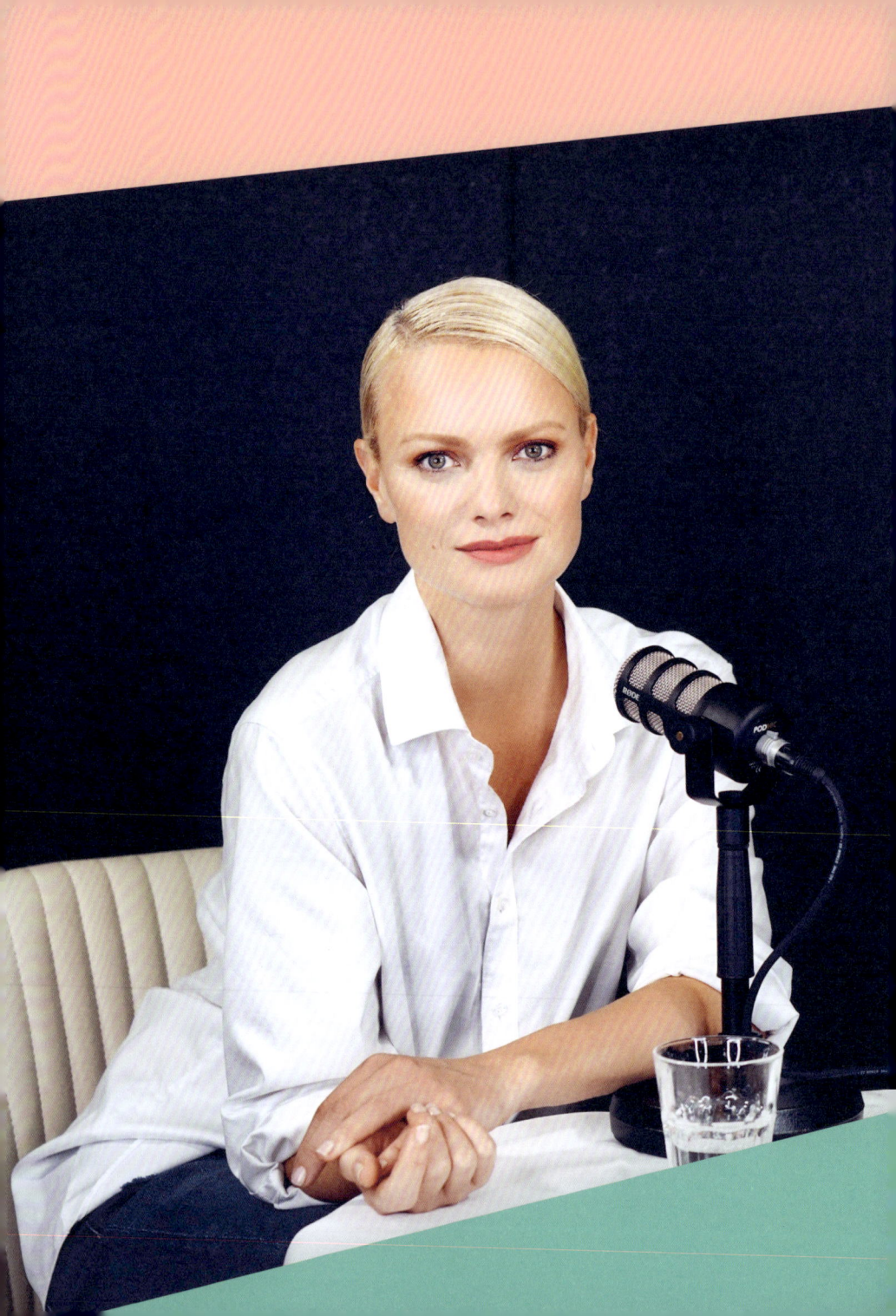

Franziska Knuppe

Mit süßen 22 Jahren wurde Franziska Knuppe von keinem Geringeren als Wolfgang Joop beim Kellnern in Potsdam entdeckt. Nur kurze Zeit später ging sie als Siegerin eines Modelwettbewerbes hervor, und der Rest ist Geschichte. Seit nun schon über zwanzig Jahren ist Franzi auf den Laufstegen dieser Welt unterwegs, ziert die Cover großer Modemagazine und zählt zu den bekanntesten deutschen Models. Da überrascht es kaum, dass sie in all den Jahren so einige Beauty-Trends miterlebt hat und mittlerweile ganz genau weiß, was ihre Haut braucht – und was nicht.

Zur Podcast-Folge

66 *Ich höre auf meine Haut!*

"Ich höre auf meine Haut. Genauso, wie ich meinem Körper nicht fünf Tage hintereinander von Pizza ernähren kann, achte ich auch bei meiner Haut auf ihre Signale und Bedürfnisse."

Franzi ist kein Fan von zu viel Pflege, wie die Potsdamerin im BUNTE VIP GLOSS-Gespräch mit Jennifer Knäble verrät. Bei einer Überpflegung altert die Haut nämlich umso schneller. "Wenn wir immer neue Inhaltsstoffe auftragen, kommt die Haut nie zur Ruhe und wird ihrer natürlichen Regeneration beraubt." Das Topmodel setzt daher auf qualitative Pflegeprodukte und Beauty-Treatments in Maßen. Morgens eine gute Pflegeroutine, und los geht's.

Aber was ist denn eine gute Routine? Das hängt natürlich ganz vom individuellen Hauttyp ab. Ein paar allgemeine Pflege-Steps können wir uns allerdings alle auf die To-do-Liste setzen. Dermatologen/Dermatologinnen empfehlen für die Beauty-Basic-Routine vier essenzielle Schritte:

Die vier wichtigsten Pflegerituale im Alltag

◢ Gründliche Reinigung: Morgens und abends das Gesicht mit Wasser und einer Reinigungsmilch oder einem Schaum (je nach Hauttyp) waschen.

◢ Tagescreme: Nach der Reinigung Gesicht, Hals und Dekolleté mit einer antioxidativen Pflege versorgen, z. B. Vitamin-C-Serum oder Tagescreme mit Niacinamid. Am besten mit Feuchtigkeit (z.B. Hyaluron) abschließen oder schon mit Schritt vorher kombinieren.

◢ Sonnenschutz: Nach der morgendlichen Pflege (oder in der Tagescreme enthalten) Sonnenschutz mit einem LSF von mindestens 30 auftragen, um die Haut vor schädlicher UV-Strahlung zu schützen.

◢ Nachtpflege: Am besten mit den Wirkstoffen Vitamin A oder Retinol, da diese tagsüber durch UV-Strahlen reizend wirkend können. Außerdem haben sie über Nacht Zeit zum Einwirken. Bei empfindlicher Haut vorsichtig mit der Anwendung beginnen oder beruhigende Nachtpflege nutzen.

Wirk- oder nur Inhaltsstoff?

Vielleicht gehören auch Sie zu der Fraktion Mensch, die morgens die eine Sorte Zahnpasta verwendet und am Abend die andere? Super! Denn genauso können Sie es auch mit der Pflege halten: morgens Vitamin C und abends Vitamin A. So lautet die perfekte Kombination für den Tag. Neben Vitamin C ist auch Retinol ein wahrer Alleskönner im Bereich der Antioxidantien. Beide reduzieren Entzündungen, verlangsamen die Hautalterung, regulieren Pigmente und verfeinern das Hautbild. Natürlich sollte auch hier genau beobachtet werden, wie der individuelle Hauttyp auf die Stoffe reagiert. Verschiedene Wirkstoffe, wie zum Beispiel Retinol, können bei Menschen mit empfindlicher Haut zunächst zu Hautreizungen führen, daher sollten Sie bei einem neuen Wirkstoff lieber mit geringen Mengen anfangen und sich Woche um Woche steigern.

Anders als Retinol ist Vitamin C für jede Haut geeignet – es ist quasi das Antioxidans schlechthin. Während sich Retinol als Nachtpflege am besten in einer Creme oder einem Gel anwenden lässt, ist Vitamin C zuständig für die Tagespflege – am besten in Form eines Serums vor der Tagescreme. Ebenso für jeden Hauttyp geeignet ist Hyaluron als reiner Feuchtigkeitsspender. Wer möchte, kann nach der Reinigung und vor der Pflege zusätzlich ein Tonic anwenden, um den pH-Wert der obersten Hautschicht nach dem Waschen auszubalancieren und Lipidreste zu entfernen. Ein Tonic mit feuchtigkeitsspendenden Inhaltsstoffen wie Glyzerin oder Hyaluron durchfeuchtet die Haut, sodass sie für die darauffolgenden Pflegeprodukte besonders aufnahmefähig ist. Und ganz wichtig für jeden Hauttyp: am Ende der morgendlichen Pflege nicht den UV-Schutz vergessen!

Wirksam und gut verträglich

◢ Retinol

Retinol gehört zu der Gruppe der Vitamin-A-Derivate und ist ein bekannter Anti-Aging-Wirkstoff. Es kann Falten reduzieren, hilft beim Aufbau der Hautstruktur und wirkt als Antioxidans gegen freie Radikale. Power pur!

◢ Vitamin C

Was gut fürs Immunsystem ist, ist auch gut für die Haut! Vitamin C hat äußerlich angewendet in vielerlei Hinsicht einen positiven Einfluss auf die Haut. Zum einen wirkt es antioxidativ und neutralisiert freie Radikale, die der Haut schaden. Zum anderen unterstützt es sie bei der Produktion von Kollagen, dem "Füllstoff" der Haut. Es hilft bei Unreinheiten, Akne und Pigmentflecken.

◢ Hyaluron

Hyaluron ist eine körpereigene Substanz. Der sehr gut verträgliche Wirkstoff zeichnet sich vor allem dadurch aus, dass er große Mengen an Wasser binden kann und so als Feuchtigkeitsspender fungiert. Er sorgt daher für pralle Haut, schützt vor Falten und Austrocknung. Ab dem 25. Lebensjahr nimmt der Hyalurongehalt im Körper ab. Dann können Beauty-Produkte wie Seren die Speicher unterstützend auffüllen und das Bindegewebe stärken.

◢ Außerdem wirksam und gut verträglich sind:

Tocopherol, Sodium-Ascorbyl-Phosphat, Koffein, Ectoin, Lupinenprotein, Resveratrol und Glyzerin.

 Vorsicht bei zu viel Vermischung

Bei allen lipidhaltigen (fettigen) Stoffen und der Kombination verschiedener konzentrierter Wirkstoffkosmetik kann es zu Unverträglichkeiten kommen, wenn wir der Haut zu viel zumuten oder sie überpflegen. Die Folge sind kleine Pickelchen, im schlimmsten Fall kommt es zur perioralen Dermatitis, der sogenannten "Stewardessen-Krankheit". Wenn die Haut nicht mehr atmen kann, fängt sie an zu protestieren – wer kann es ihr verdenken? In dem Fall gilt es, sich in Geduld zu üben und die Haut von allein zur Ruhe kommen zu lassen.

Das brauchen wir nicht

Auf Silikone können wir getrost verzichten. Silikone schwimmen nämlich vielmehr auf der Haut, als dass sie in sie eindringen. Obendrein verhindern sie, dass die wirklich pflegenden Stoffe gut in die Haut einziehen. Nehmen wir sie beim Produktkauf aus unserem Suchfilter, so verringert sich die Auswahl in den meisten Fällen um ganze neunzig Prozent!

Da es zwischen Fotoshootings, Red-Carpet-Auftritten, Moderationen und Kinderbetreuung gern mal schnell gehen muss, verzichtet Franzi Knuppe auf professionelle Visagisten/Visagistinnen und nimmt Tiegel und Pinsel mal eben selbst in die Hand. Zur Erheiterung und Verwunderung ihres Umfeldes, denn das Multitalent schminkt sich gern an den ungewöhnlichsten Orten – zum Beispiel im Bordbistro der Bahn.

"Bei professionellen Shootings bekomme ich mein Make-up und Haarstyling natürlich von Profis, aber für den Red Carpet oder auf dem Weg zu Terminen mache ich mich meistens im Flieger oder in der Bahn fertig." Manche der Mitreisenden, die das Model beim Einsteigen erspähen, scheinen sie beim Aussteigen kaum wiederzuerkennen.

Andere passen ganz genau auf, um sich ein paar wertvolle Tipps abzuschauen. Fest steht: In Sachen Zeitmanagement können wir uns alle ein Beispiel an Franzi nehmen.

Franzis Beauty-Geheimnis: Immer gut abschminken!

Noch wichtiger als das, was in Windeseile draufkommt, ist nämlich, dass wir uns am Abend die Zeit nehmen, es wieder zu entfernen. "Gerade wenn man älter wird, ist es das Allerwichtigste, abends gut gepflegt ins Bett zu gehen, um der Haut etwas zurückzugeben. Im Lauf des Tages wird sie durch das ganze Make-up und Licht bei den Fotoshootings ausgetrocknet", erklärt Franziska. Auch wenn es nach einem langen Arbeitstag oft schwerfällt und wir am liebsten einfach ins Bett fallen würden: Schweiß, Talg, Staub, Schadstoffe und Make-up, all das muss am Abend abgetragen werden. Aber wie?

Franziska: "Früher habe ich mir manchmal mein Make-up nur mit Kernseife abgewaschen."

Jennifer: "Uh, jetzt schreien sicher alle innerlich auf. Aua!"

Franziska: "Ja, um Gottes willen. Da trocknet die Haut natürlich noch mehr aus. Heute verwende ich lieber einen milden Microfoam, der die Haut schonend reinigt."

Typfrage: Welche Pflege passt zu welcher Haut

Um herauszufinden, welche Art der Reinigung und Pflege am besten zu Ihrer Haut passt, gilt es, den eigenen Hauttyp zu bestimmen. Der individuelle Hauttyp bildet die Grundlage für sämtliche Entscheidungen, von der Reinigung über die Pflege bis hin zum Make-up.

Natürlich spielen bei der Bestimmung viele Umstände eine Rolle:

- Rauchen Sie?
- Essen Sie viel Zucker?
- Liegen Allergien, Unverträglichkeiten oder Krankheiten vor?
- Leiden Sie unter starkem Stress?
- Treiben Sie regelmäßig Sport, bewegen sich an der frischen Luft?
- Trinken Sie ausreichend Wasser?
- Wie reagiert Ihre Haut zu welcher Jahreszeit?
- Stichwort Hormone: Haben Sie kürzlich die Pille abgesetzt, sind schwanger oder befinden sich in den Wechseljahren?

Hormone, Lebens- und Wetterumstände sowie gesundheitliche Faktoren wirken sich stark auf das Hautbild aus und können dazu führen, dass sich der Hauttyp mit der Zeit verändert. Den einen Hauttyp, mit dem wir geboren werden, gibt es also nicht. Wichtig ist daher, die Haut im Alltag zu beobachten und zu schauen, wie sie auf bestimmte Reize reagiert. Sie können dazu auch ein Hauttagebuch führen, in dem Sie bewusst über einen längeren Zeitraum dokumentieren, wann Ihre Haut auffällig reagiert. Eine erste Annäherung zur Bestimmung können Sie mithilfe unseres Testes erhalten.

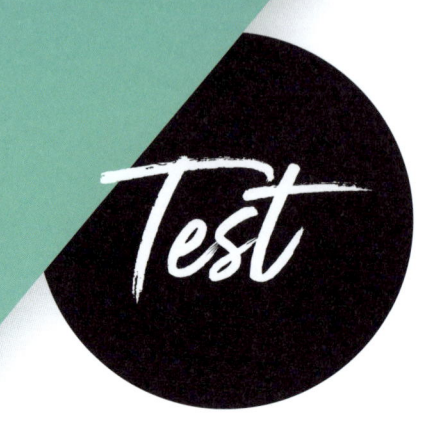

Welcher Hauttyp sind Sie?

Ölig oder trocken, sensibel oder normal? Haut ist nicht gleich Haut und verdient eine Pflege, die sich nach den individuellen Bedürfnissen richtet. In der Dermatologie wird zwischen sechs verschiedenen Hauttypen unterschieden. Um die Reinigung auf den individuellen Hauttyp abzustimmen, müssen Sie sich aber nicht erst durch Hunderte von Produkten testen, die die Haut unnötigen reizen. So können Sie auf einfache und schonende Weise feststellen, was Ihre Haut gerade braucht:

1.

Reinigen Sie zunächst gründlich Ihr Gesicht. Verwenden Sie dazu am besten eine milde Reinigungsmilch, die Sie sanft mit den Händen einmassieren. Auf Zusatztools wie Bürsten und mechanische Peelings oder Frotteewaschlappen verzichten wir, ehe wir nicht wissen, was die eigene Haut wirklich gut verträgt. 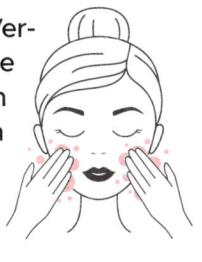 Eine Lotion auf Wasser-Öl-Basis enthält viele pflegende Komponenten und ist für die meisten Hauttypen geeignet. Wenn Sie Make-up aufgetragen haben, eignet sich für die Entfernung von Mascara ein spezieller ölhaltiger Augen-Make-up-Entferner, der die die dünne und empfindliche Hautpartie um die Augen nicht reizt.

2.

Ready? Dann sollten Sie nun nicht wie gewöhnlich mit der Pflegeroutine fortfahren. Tragen Sie also keine Creme auf (auch wenn es ungewohnt ist) und warten Sie eine Stunde lang ab.

3.

Wenn die Zeit um ist, können Sie Ihr Hautbild im Spiegel betrachten. Was sehen Sie? Und wie fühlt es sich an?

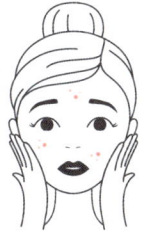

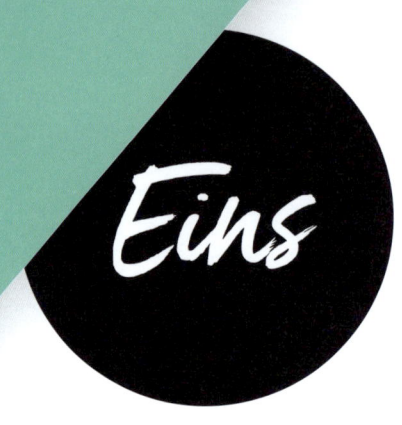

Eins

Normale Haut

Ist Ihr Teint feinporig und strahlend? Fühlt die Haut sich glatt, samtig und weich an? Willkommen im Club! Genau wie Model Franziska Knuppe haben Sie das, was man unter einer "normalen Haut" versteht. Der Feuchtigkeitshaushalt ist ausgeglichen, Ihre Talgproduktion funktioniert einwandfrei, und die Gesichtshaut verzeiht auch mal kleinere Beauty-Sünden.

Reinigung:

Reinigen Sie das Gesicht mit lauwarmem Wasser und massieren Sie einen Reinigungsschaum oder eine -milch mit sanften kreisenden Bewegungen ein. Mehr braucht es in der Regel nicht. Wenn Sie möchten, können Sie vor der Pflege noch ein Gesichtswasser auftragen, sodass die Haut besonders aufnahmefähig ist. Vorsicht: Zu heißes Wasser reizt die Haut und kann den Wasser-Fett-Film zerstören.

Pflege:

Bei normaler Haut empfiehlt sich eine feuchtigkeitsspendende Tages- und Nachtcreme. Zusätzlich sollte eine Augencreme aufgetragen werden und ein- bis zweimal pro Woche ein Peeling durchgeführt werden, um Unreinheiten und Hautschüppchen zu beseitigen. Unkomplizierte Haut, unkomplizierte Pflege!

Wirkstoffe:

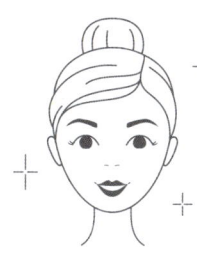

Die normale Haut verträgt in der Regel viele Inhaltsstoffe. Achten Sie aber immer auf einen ausgewogenen Feuchtigkeitsgehalt. Ein pflegendes Öl (z.B. Jojoba) eignet sich hier besonders gut, da es nach dem Auftragen keinen Film auf der Haut hinterlässt. Unterstützend können Sie bei der Pflege auf Seren mit Antioxidantien wie Vitamin E und Vitamin C zurückgreifen.

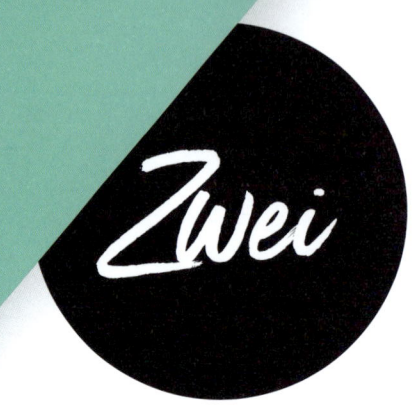

Trockene Haut

Wenn Ihre Haut bereits kurz nach der Reinigung spannt und sich nach Ablauf der Zeit rötet, vielleicht sogar schuppt und kleine Falten erkennen lässt, haben Sie eine trockene Haut.

Bei diesem Hauttyp empfiehlt sich ein Pflegeprodukt, das pH-neutral ist. Ein Reinigungsschaum oder eine Emulsion mit einem pH-Wert von 5,5 eignet sich perfekt zur Gesichtspflege, weil sie den Schutzmantel der Haut nicht beschädigt. Bei trockener Haut ist die Talgproduktion gestört, wodurch sie Umwelteinflüssen wie Abgasen und Klima stärker ausgesetzt ist. Gerade im Winter leidet trockene Haut durch die Kombination aus Kälte und Heizungsluft zudem besonders.

Reinigung:

Make-up, Talg und Schmutz lassen sich bei trockener Haut am besten mit einem milden Reinigungsschaum und anschließend mit einem Gesichtswasser abtragen, das die Haut nicht zu sehr fordert. Mizellen-Produkte kommen ganz ohne Nachspülen aus. Mizellen sind kleine Kügelchen aus der Nanotechnologie, die fett- und wasserlösliche Schmutzpartikel umhüllen und von der Haut lösen. Der Vorteil für trockene Haut: Dabei wird das gute Hautfett nicht angegriffen – es kommt also zu keiner weiteren Austrocknung.

Pflege:

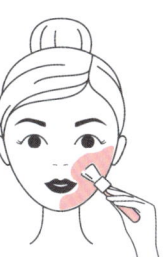

Menschen mit trockener Haut dürfen gern ein wenig intensiver pflegen. Feuchtigkeitscremes mit pflegenden Ölen stärken die natürliche Schutzbarriere der Haut. Mithilfe eines Serums können Sie ihr zusätzliche Feuchtigkeit schenken.

Wirkstoffe:

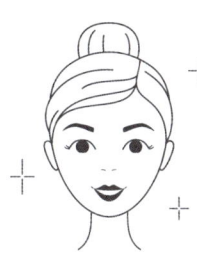

Der Harnstoff Urea bindet das Wasser in der Haut und schützt ihre Hornschicht. Hoch konzentriert kann er zudem Juckreiz lindern. Harnstoff lagert sich auf den oberen Hautschichten ab, zieht aus der Luft Feuchtigkeit und bindet diese auf der Haut, wodurch er die Haut vor dem Austrocknen schützt. Urea wird heutzutage nicht mehr wirklich aus Urin gewonnen.

Bereits seit 1828 wird Urea synthetisch hergestellt. Die Gamma-Linolensäure zählt zu den Omega-6-Fettsäuren und unterstützt die Haut in ihrer natürlichen Barrierefunktion.

Hyaluron ist ein körpereigener Stoff, der das Bindegewebe füllt und stützt. Er kann große Mengen an Wasser binden und sorgt daher für pralle Haut, die nicht so schnell austrocknet.

Polyglutaminsäure und Squalan helfen ebenfalls, die Feuchtigkeit in der Haut einzuschließen, und auch Mandelöl, Olivenöl, Sojaöl oder auch Aloe vera können die Pflege trockener Haut auf natürliche Weise unterstützen.

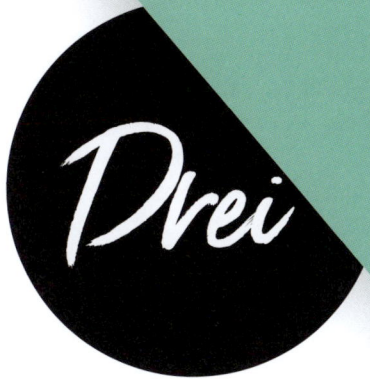

Fettige Haut

Ihr Gesicht ist ölig und weist Unreinheiten auf? Die Poren sind deutlich erkennbar? Dann zählen Sie zum Hauttyp "fettige Haut". Keine Frage, wir alle wünschen uns ein wenig Glow im Gesicht. Allerdings nicht, wenn der Grund dafür überschüssiges Fett ist, das uns zu allem Überfluss auch noch Pickel und Unreinheiten beschert. Fettige Haut entsteht, wenn zu viel Talg produziert wird, der die Poren verstopft. Die Ursachen können eine genetische Veranlagung, hormonelle Veränderungen oder zu viel Stress und ungesunde Ernährung sein.

Reinigung:

Bei fettiger Haut ist eine gründliche Reinigung besonders wichtig. Am besten reinigen Sie Ihr Gesicht mit keratolytischen und entfettenden Produkten. So können Verhornungen reduziert und Überfettung vermindert werden. Achten Sie beim Kauf eines Produktes auf die Bezeichnung "ölfrei" oder "nicht komedogen" und verzichten Sie auf Lösungen auf Öl- oder Alkoholbasis. Bei einer fettigen, unempfindlichen Haut können Sie außerdem einmal pro Woche ein Enzympeeling durchführen oder zweimal die Woche mit einer sanften Bürste oder fruchtsäurehaltigen Reinigungspads arbeiten.

Beim Entfernen von Make-up empfiehlt sich ein Reinigungspuder. Einfach ein wenig Puder auf der Handinnenfläche mit Wasser vermengen, bis eine Art Paste entsteht. Darin enthalten sind Pflanzenstoffe, Mineralien und Enzyme, die dabei helfen, abgestorbene Hautzellen sanft abzutragen. Sehr praktisch, vor allem wenn Sie auf Reisen unterwegs sind und keine Flüssigkeiten mitnehmen dürfen. Das Puder ist sogar im Handgepäck erlaubt!

Pflege:

Fettige Haut braucht eine gute Feuchtigkeitscreme, die antibakteriell wirkt und die Haut in Balance bringt. Eine mattierende Creme hilft dabei, den Glanzfilm zu reduzieren. Und ein schonendes Peeling oder eine Maske einmal

pro Woche kann auch nicht schaden, um die Haut von überschüssigem Talg zu befreien.

Wirkstoffe:

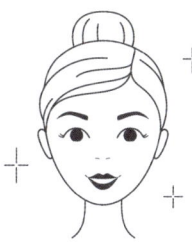

Wenn die Haut zu Unreinheiten neigt, können AHA-Fruchtsäuren wahre Wunder wirken. Der Inhaltsstoff lockert den Zellverbund zwischen den einzelnen Hornzellen auf. Auf diese Weise können abgestorbene Hornschüppchen besser abgetragen werden. Ebenfalls wohltuend sind: Aloe vera, Urea, Glycerin und Panthenol.

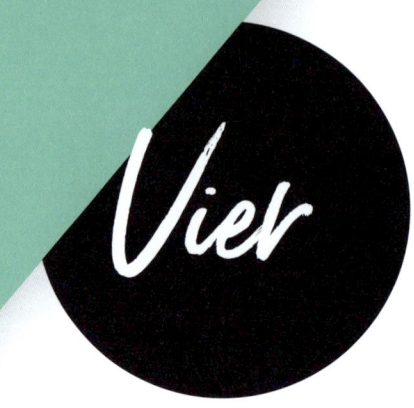

Mischhaut

Als Mischhaut bezeichnet man jenen Hauttyp, bei dem sich leicht fettige Partien an Stirn, Nase und Kinn abzeichnen, während die Haut an den Wangen und um die Augen herum eher gespannt oder gerötet ist. Vielleicht hilft es zu wissen, dass die meisten Menschen eine Mischhaut haben. Sie sind damit also keineswegs allein.

Mischhaut gilt als relativ anspruchsvoll, da zwei verschiedene Bedürfnisse gleichzeitig gestillt werden müssen. Zum einen neigt die Haut zu Trockenheit, zum anderen zu einer erhöhten Talgproduktion. Wie also bei der Reinigung und Pflege vorgehen?

Reinigung:

Reinigen Sie Ihr Gesicht mit lauwarmem Wasser und einem milden Waschschaum, das die Haut nicht zusätzlich austrocknet oder beansprucht. Ergänzend können Sie auch ein Gesichtswasser ohne Alkohol verwenden, das die Haut bestens auf die anschließende Pflege vorbereitet.

Pflege:

Die eher fettige T-Zone braucht eine andere Pflege als die trockenen Stellen an den Wangen und Augen. Es gibt spezielle Tages- und Nachtcremes für Mischhaut, die die Haut zwar mit ausreichend Feuchtigkeit, aber wenig Fett versorgen, damit Sie in beiden Bereichen eine Balance herstellen können. Die Tagescreme sollte möglichst fett- und ölfrei, aber feuchtigkeitshaltig sein.

Wirkstoffe:

Für die trockenen Stellen verwenden Sie am besten Produkte mit Inhaltsstoffen wie Urea und Gamma-Linolensäure. Auch Mandelöl, Oliven- oder Sojaöl und Aloe vera pflegen die trockenen Hautpartien auf natürliche Weise. Die fettigeren Stellen versorgen Sie hingegen mit ölfreien Produkten. Besonders gut geeignet sind antibakterielle Inhaltsstoffe wie AHA-Fruchtsäuren ohne Parfüm und Alkohol. Für alle Stellen eignen sich reine Feuchtigkeitsprodukte besonders gut, Hyaluron und Niacinamid sind beispielsweise tolle Wirkstoffe.

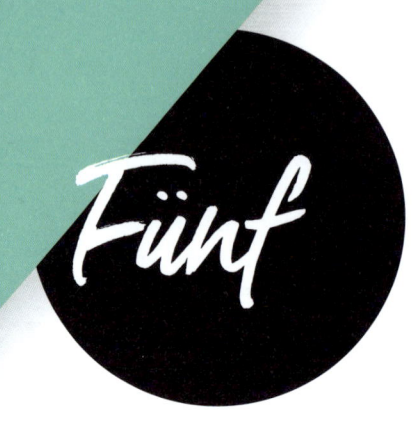

Empfindliche Haut

Eine empfindliche Haut zeichnet sich durch eine gewisse Über-
empfindlichkeit aus. Sie spannt, ist gerötet und durch den Verzicht auf die Creme deutlich irritiert. Im Alltag reagiert Ihre
Haut schnell auf äußere Einflüsse wie Sonne, Kälte, Smog oder
die falschen Produkte. Bei empfindlicher Haut gilt: Weniger ist
mehr.

Reinigung:

Reinigen Sie Ihr Gesicht mit lauwarmem Wasser und einem milden Reinigungswasser oder -milch. Von gelartigen Produkten sollten Sie lieber die Finger lassen. Anschließend die Haut sanft abtupfen, anstatt das Gesicht mit einem Handtuch abzureiben.

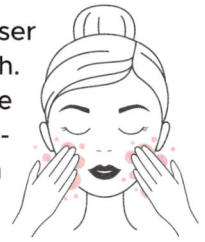

Pflege:

Sensible Haut braucht eine beruhigende Gesichtscreme, die die natürliche Schutzschicht intakt hält. Hyaluronhaltige Produkte können als Feuchtigkeitsspender fungieren, ohne die Haut zu irritieren. Wenn Sie hin und wieder ein Peeling machen, achten Sie darauf, ein Enzympeeling anzuwenden. Grobe oder mechanische Peelings können die Haut verletzen und irritieren. Achten Sie außerdem darauf, es nicht zu übertreiben (maximal einmal pro Woche) und ein besonders sensibles Produkt zu verwenden. Anschließend tut eine beruhigende Maske gut!

Wirkstoffe:

Urea hält die Hornschicht geschmeidig und kann in hoher Konzentration den Juckreiz stillen. Das Gute ist: Der "Harnstoff" kann keine Allergien auslösen. Auch Omega-6-Fettsäuren verbessern den Zustand empfindlicher Haut und unterstützen die natürliche Barrierefunktion.

Eine Creme mit Hyaluronsäure und Ceramiden sorgt für ausreichend Feuchtigkeit. Eine beruhigende Wirkung haben außerdem Stoffe wie Panthenol und Allantoin. Bei Entzündungen hilft Kamille (einfach kalte Teebeutel auf die Haut auftragen und einwirken lassen). Wenn Sie eher zur Kaffee-Fraktion gehören, auch gut! Koffein verengt die Gefäße und kann dafür sorgen, dass Rötungen zurückgehen.

Verzichten sollten Sie auf synthetische Duftstoffe, Kräuterextrakte, ätherische Öle und Konservierungsstoffe.

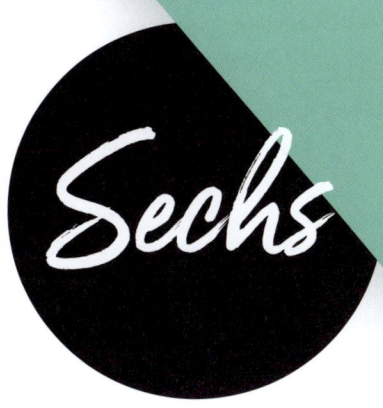

Reifere Haut

Wenn sich an Mund, Stirn und um die Augen kleine Fältchen bilden, die Haut trockener wird und sie an Elastizität verliert, sprechen wir von "reiferer Haut".
Wir alle wissen: Mit zunehmendem Alter wird die Haut dünner. Reife Haut braucht daher mehr Zeit, um sich zu erholen, und verdient eine besondere Reinigung und Pflege.

Reinigung:

Reinigen Sie die Haut mit einer milden Reinigungsmilch (kein Schaum!) oder einem Mizellenwasser, damit der natürliche Hydrolipidfilm der Haut nicht gestört wird. Zudem kann ein Toner als letzter Step der Reinigung hinzugezogen werden. Toner bringen den pH-Wert der Haut nach dem Waschen wieder ins Gleichgewicht. Sie entfernen neben Resten von Make-up und Cleanser auch Kalkrückstände aus dem Wasser und bereiten die Haut auf die nachfolgende Pflege vor. Und das Beste: In ihnen stecken Wirkstoff-Booster wie Antioxidantien und Vitamine, die die Haut zusätzlich zum Strahlen bringen.

Pflege:

Das Wichtigste bei reifer Haut ist, die Fibroblastenaktivität zu steigern, die Hautdichte zu verbessern und die Trockenheit auszugleichen. Nach der Reinigung sollten Sie daher eine reichhaltige Anti-Aging-Creme auftragen. Anti-Aging-Masken und Seren können die Haut mit zusätzlicher Feuchtigkeit versorgen. Ein wöchentliches Peeling entfernt abgestorbene Hautschüppchen und zaubert einen frischen Teint.

Wirkstoffe:

Hyaluronsäure bindet Wasser im Bindegewebe der Haut und sorgt für mehr Feuchtigkeit, die die Haut im zunehmenden

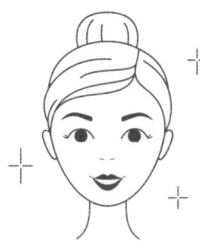

Alter umso mehr braucht. Niacinamid (Vitamin B3) stärkt die Barriere der Haut und kann genau wie Vitamin C und Vitamin A Altersflecken deutlich reduzieren. Vor Umwelteinflüssen wie Klima und Smog schützt das Antioxidans Q10, das den Zellstoffwechsel der Haut positiv beeinflusst.

Saisonale Pflege

Wenn Sie Ihren Hauttyp bestimmt haben, können Sie diesen als Grundlage für sämtliche Entscheidungen, die Ihre Haut betreffen, verwenden. Denn auch das beste Make-up lässt sich nur dann gut auftragen, wenn Sie die Haut zuvor mit der richtigen Pflege vorbereiten. Davon kann auch unser Topmodel ein Lied singen: "Wenn ich weiß, dass ein Red-Carpet-Termin bevorsteht, nehme ich mir noch ein bisschen mehr Zeit, ehe ich das Make-up auftrage. Dann mache ich auch mal eine Maske und lege Augenpatches auf, um den Bereich unter den Augen zu pflegen. Dort kommt schließlich Concealer drauf und dann noch mal Puder. Im Sommer, wenn es heiß ist, pudere ich mich den ganzen Abend über ab oder tupfe mich ab", schildert Franzi Knuppe die wechselnden Bedürfnisse ihrer Haut. Um sich auf alle Wetterlagen vorzubereiten, braucht es eine Pflege, die mit der Zeit geht.

Pflege für die warme Jahreszeit

Im Sommer scheint auf den ersten Blick alles im Leben ein bisschen entspannter: Wir verreisen, lassen es uns gut gehen, und die Haut hat einen gesunden Teint. Unsere Haut ist allerdings gerade im Sommer besonderen Belastungen ausgesetzt: Schweiß, UV-Licht und Wasser. Vor allem die kurzwelligen UV-B- und UV-C-Strahlen strapazieren die Haut bei warmen Temperaturen besonders stark. Die Hautpflege sollte daher bereits im Frühling auf diese Belastungen angepasst werden. Hier eignen sich neben dem unabdingbaren Sonnenschutz vor allem Wirkstoffe wie Vitamin B3 (Niacinamid). Niacinamid ist in den meisten Fällen gut verträglich. Vitamin B3 verbessert unsere Hautelastizität, reduziert Fältchen, Entzündungen, Pigmentflecken und Rötungen. Was wollen wir mehr?

Für mehr Straffheit sorgt Kollagen, das am häufigsten vorkommende Protein in unserem Körper. Damit Kollagen entsteht, benötigt die Haut Peptide, also Verbindungen von Aminosäuren.

 Tipp der BUNTE-Redaktion:

Thermalsprays für das Gesicht sorgen für einen schnellen Frischekick und tun gleichzeitig Gutes für die Haut. Ein Gesichtsspray versorgt die Haut mit Feuchtigkeit, zieht superschnell ein und fixiert auch noch das Make-up, weil es die Talgproduktion reguliert. Eine absolute Win-win-Situation für die Sommerhaut.

Pflege für die kalte Jahreszeit

Im Winter ist die Hautbarriere oft gestört, und die Haut neigt zu Spannungsgefühlen. Der Grund dafür sind die Talgdrüsen, die zur kalten Jahreszeit in einen leichten Winterschlaf verfallen. Das Problem: Talgdrüsen sind für die Bildung eines natürlichen Fettfilmes verantwortlich, der die Haut vor Reizungen schützen soll. Wirkstoffe wie Sheabutter, Urea und Nachtkerzenöl können angespannte Winterhaut unterstützen. Als Extrapflege eignet sich (je nach Hauttyp) zweimal pro Woche eine reichhaltige Gesichtsmaske am Abend. Tagsüber freut sich die Winterhaut über eine zusätzliche Portion Feuchtigkeit, zum Beispiel in Form eines hoch konzentrierten Serums. Und nicht vergessen: Gerade in der kalten Jahreszeit ist eine gute Pflege der Hände und Lippen besonders wichtig!

Besonders wichtig im Winter: Lippenpflege

Anders als die Haut im Gesicht haben unsere Lippen keine Talgdrüsen. Keine Talgdrüsen bedeutet auch: keine Fettschicht! Kein Wunder also, dass Lippen gerade im Winter rau und rissig werden. Die Lösung ist ein fetthaltiger Lipbalm mit Wirkstoffen wie Dexpanthenol. Farbige Lippenstifte sollten Sie sich im Winter für besondere Gelegenheiten aufsparen und darauf achten, dass sie ebenfalls pflegende Stoffe beinhalten. Matte Farben trocknen die Lippen besonders aus, daher im Winter lieber darauf verzichten. Am besten bürsten Sie Ihre Lippen vor dem Auftragen des Lippenstiftes mit einer Zahnbürste sanft ab, um kleine Hautfetzen zu entfernen. Ein guter Kompromiss: gefärbter Lipbalm!

Aber Moment, war da nicht was? Ein Gerücht besagt, dass zu viel Lipbalm abhängig macht und wir das Problem nur noch weiter verschlimmern. Stimmt das wirklich? Nein. Im Winter trocknen die Lippen bloß einfach schneller aus, weshalb wir gern ein paarmal öfter in der Tasche nach dem Stick greifen. Solang er die nötigen Fette enthält, kann er uns auch nicht abhängig machen!

Tipp der BUNTE-Redaktion: Honig

Ein bewährtes Hausmittel bei trockenen Lippen ist Honig. Einfach eine süße Portion mit einem Löffel oder der Fingerspitze auf dem geschlossenen Mund verteilen und einziehen lassen – was übrig bleibt, darf später abgeleckt werden. Aber Vorsicht: Zu häufiges Lecken der Lippen führt ebenfalls zum Austrocknen.

Pflege für strapazierte Winterhände

Auch die Hände leiden im Herbst und Winter besonders an Trockenheit. Gönnen Sie ihnen daher regelmäßig einen entspannten Spa-Moment. Um abgestorbene Hautschüppchen zu entfernen, empfiehlt sich beispielsweise ein ordentliches Handpeeling. Das Prinzip ist hier dasselbe wie bei der Gesichtshaut (wobei die Haut an den Händen in der Regel weniger empfindlich reagiert). Und auch der Honig, den wir für die Lippen nutzen, eignet sich ebenso für raue Hände. Gegen Verspannungen und bei kalten Händen hilft eine wohltuende Handmassage. Durch das Kneten wird die Blutzirkulation angeregt und Stress abgebaut. Für die Extraportion Pflege und Feuchtigkeit können Sie dabei auch eine Handcreme einmassieren.

Profis ziehen über Nacht zudem gern mal ein paar Handschuhe an, unter denen sie eine Schicht Creme aufgetragen haben. So kann die Pflege über mehrere Stunden gut einwirken.

Besonders empfehlenswert sind Produkte, die schnell einziehen und Anti-Aging-Wirkstoffe wie Q10, Hyaluron und Antioxidantien enthalten.

Unreinheiten: Was tun gegen Pickel, Akne und Co.?

Die meisten Menschen werden vor allem während der Pubertät von Akne geplagt. Durch hormonelle Umstellungen, zu viel Stress oder ungesunde Ernährung kann die Akne jedoch auch zu einem späteren Zeitpunkt erneut auftreten. Im Kampf gegen Pickel sind antioxidative Seren mit Vitamin C besonders ergiebig. Der Alleskönner Vitamin C wirkt entzündungshemmend und fördert die Wundheilung. Positiver Nebeneffekt: Antioxidantien hellen den Hauttyp leicht auf, wodurch auch lästige Aknenarben weniger sichtbar sind.

Wunderbar funktioniert zudem Benzoylperoxid, ein fettlösliches Peroxid. Der Wirkstoff wird besonders gut von der Haut aufgenommen und setzt in ihr reaktive Sauerstoffradikale frei. Aber Vorsicht: Anfangs kann es bei der Anwendung zu einer Verschlimmerung der Symptome kommen. Es ist also Geduld geboten. Unterstützend zu Ihrer Pflegeroutine können bei Akne Peelings mit Beta-Hydroxysäuren helfen. Die Säuren befreien die Haut von überschüssigem Fett. Und auch bei Akne lautet das Zauberwort: Feuchtigkeit. Und was spendet am meisten Feuchtigkeit? Ganz genau: Hyaluronsäure.

Face Mapping: Dem Ursprung auf der Spur

Sie haben mit einem Mal Pickel, aber keine Ahnung, wo sie herrühren? Ein *Face Mapping* kann dabei helfen, die Ursache zu finden. Das Verfahren zur Hautanalyse entstammt der traditionellen chinesischen Medizin (TCM) und wurde dort bereits vor mehr als zweitausend Jahren entwickelt. Die Theorie besagt: Je nach Lage der Unreinheit lässt sich deren Ursprung im Körper lokalisieren. Denn Pickel sind oft nur die Boten des Körpers, die auf bestimmte Beschwerden wie Stress, hormonelle Schwankungen oder Reizungen innerer Organe hinweisen. In der Regel wird das Gesicht beim *Face Mapping* in sieben verschiedene Zonen eingeteilt: Stirn, Augenbrauen, Schläfe, Nase, Hals, Kinn und Wange.

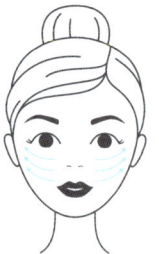 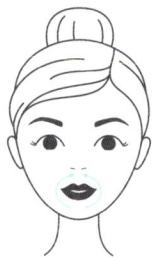 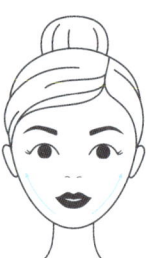

Pickel an der Stirn

Pickel an der Stirn deuten auf Probleme mit dem Verdauungssystem, der Blase oder der Leber hin. Mögliche Gründe sind ungesundes/fettiges Essen, Alkohol, Stress oder eine Lebensmittelunverträglichkeit. Achten Sie also darauf, Ihre Darmflora zu unterstützen. Probiotika und eine Ernährungsumstellung können dabei helfen. Sprechen Sie aber zuvor mit Ihrem Arzt oder Ihrer Ärztin.

Pickel zwischen den Augenbrauen

Pickel zwischen den Augenbrauen können auf eine Belastung der Leber deuten. Ursache für diese Pickel ist dann häufig übermäßiger Alkoholkonsum oder zu fettiges Essen. Sie wissen, was das bedeutet? Detox ist angesagt! Lebensmittel mit "guten Fetten" sind kein Problem: also "Ciao, Pizza!" und "Hallo, good old Vollkornbrot!"

Pickel an den Schläfen

Pickel an den Schläfen können auf Probleme mit den Nieren hinweisen. Die Nieren sind dafür verantwortlich, schädliche Stoffe aus dem Körper zu filtern. Wenn Sie Ihren hart arbeitenden Nieren etwas Gutes tun möchten, trinken Sie viel

Wasser und Tee und setzen auf kaliumreiche Lebensmittel wie Nüsse, Gemüse und Obst.

Pickel an der Nase

Pickel auf der Nase sind alles andere als unauffällig, also werden wir sie besser schnell wieder los. Ein Grund könnte eine zu starke Belastung des Blutkreislaufs sein. Dagegen hilft Sport für die bessere Durchblutung. Es können aber auch andere Gründe vorliegen: Achten Sie abends immer gut drauf, sich gründlich abzuschminken.

Pickel an Hals und Dekolleté

Pickel am Hals oder Dekolleté entstehen oft dann, wenn das Immunsystem belastet wird. Ist eine Erkältung oder ein grippaler Infekt im Anmarsch? Dann könnte dies der Auslöser sein. Jetzt gilt: Gut warm halten, ausruhen und abwarten!

Pickel am Kinn

Pickel am Kinn oder Mund werden ähnlich wie die Stirn mit dem Verdauungssystem in Verbindung gebracht. Sie können aber auch auf hormonelle Schwankungen hindeuten, beispielsweise auf den Beginn Ihrer Periode. Am besten gönnen Sie Ihrer Haut in dieser Phase eine Extra-Feuchtigkeitspflege (zum Beispiel Hyaluron).

Pickel an den Wangen

Unreinheiten an den Wangen stehen in Verbindung mit der Lunge. Rauchen Sie oder sind Sie viel Smog ausgesetzt? Versuchen Sie es mit mehr Zeit an der frischen Luft (und dass Rauchen ungesund ist, müssen wir Ihnen ja nicht erklären).

Wichtig: Bei starker Akne reichen auch noch so gesunde Ernährung, frische Luft und Feuchtigkeit meist nicht aus. Vereinbaren Sie einen Termin bei Ihrem/-r Dermatologen/Dermatologin und lassen Ihre Haut richtig behandeln.

Von Peeling bis Needling: Hier kommt eine Portion Extrapflege!

Ein- bis zweimal pro Woche dürfen wir unserer Haut etwas zusätzliche Pflege in Form von Peelings und Masken gönnen. Aber die Auswahl ist groß – man könnte fast sagen, zu groß! Wir sorgen für ein wenig Licht im Pflegedschungel!

Peelings

Mandelsäure, Milchsäure, Fruchtsäure – was davon ist wofür geeignet? Und worin bestehen die Unterschiede? "Es ist tatsächlich so, dass Säure- und Enzympeeling quasi das Gleiche sind", erklärt unsere Dermatologin des Vertrauens, Dr. Susanne Steinkraus. Enzympeelings enthalten verschiedene Säuren wie Milch- oder Mandelsäure. Es gibt auch milde Retinolpeelings, die die Ärztin besonders empfiehlt. Ein Enzympeeling steht an Nummer eins, wenn die Pflege wirklich intensiv ausfallen und die Haut angeregt werden soll, "wenn ein Glow-Effekt erzeugt werden soll". Weniger überzeugt ist Dr. Steinkraus dagegen von mechanischen Peelings, in denen kleine Körnchen enthalten sind. Diese können die

Haut unbemerkt zu stark irritieren und zu kleinen Ritzverletzungen führen.

Chemische Peelings (Fruchtsäure-/ TCA-Peeling)

In der privaten Hautarztpraxis von Dr. Susanne Steinkraus setzen die Dermatologin und ihr Team chemische Peelings gern bei unterschiedlichen Indikationen wie Akne, grobporiger Haut und aktinischer Keratose, also einer dauerhaften Schädigung der Oberhaut, ein. Darüber hinaus können chemische Peelings zur Hautverjüngung, zur Behandlung von Narben und zum Abblassen von Hyperpigmentierungen eingesetzt werden. In Abhängigkeit vom Ausgangsbefund werden Peelingsubstanzen mit unterschiedlicher Eindringtiefe in die Epidermis und Dermis gewählt, sodass sich eine Einteilung in oberflächliche, mitteltiefe und tiefe Peelings ergibt.

Oberflächliche Peelings, die nur an den oberen Schichten der Epidermis wirken, reduzieren effektiv unerwünschte Pigmentierungen und verbessern die Hautstruktur, weshalb sie gern bei feinen Aknenärbchen, postinflammatorischen Hyperpigmentierungen und grobporiger Haut eingesetzt werden. "Nach einer Vorbereitung der Haut über zwei Wochen mit niedrig konzentrierten, fruchtsäurehaltigen Cremes wird die Haut in mehreren Sitzungen mit Fruchtsäuren (Alpha-Hydroxysäuren, meist Glykolsäure) in aufsteigender Konzentration und jeweils verlängerter Einwirkzeit behandelt, wodurch sich die Wirkung verstärkt", erklärt Dr. Steinkraus. Nach Erreichen der gewünschten Hautreaktion wird die Säure neutralisiert und die Wirkung beendet. Viele Patienten/Patientinnen sehen nach der Behandlung erst einmal rot, denn die Haut ist dann leicht erwärmt. Insgesamt sorgt die Behandlung aber für ein deutlich frischeres Erscheinungsbild. Ausfallzeiten nach der Behandlung entstehen nicht, weshalb das Peeling auch gern als *"Lunchtime Peel"* bezeichnet wird.

Da die Haut nach Fruchtsäurebehandlungen lichtempfindlicher ist, eignen sich insbesondere der Herbst und Winter zur Durchführung der Behandlungen in Form einer Kur, die jeweils im Abstand von zwei bis vier Wochen stattfindet. In ihrer privaten Hautarztpraxis integriert Dr. Susanne Steinkraus oberflächliche Peelings auch gern mit einer HydraFacial-Behandlung zur intensivierten Ausreinigung der Haut. Hierbei benutzt sie neben Glykolsäure auch Salicylsäure. Salicylsäure schuppt die Haut leicht ab, weshalb sie gut bei zu Akne neigender Haut eingesetzt werden kann, die charakteristisch eine follikuläre Hyperkeratose, also eine Verhornungsstörung, aufweist. Außerdem besitzt Glykolsäure eine antiinflammatorische Wirksamkeit und reduziert das Risiko postinflammatorischer Hyperpigmentierungen.

Mitteltiefe Peelings, die eine Proteinkoagulation, also eine Gerinnung der Proteine, bis ins Stratum papillare bewirken, werden klassischerweise mit Trichloressigsäure (TCA, CCL3, COOH) in einer Konzentration von 35 Prozent durchgeführt. TCA-Peelings kommen vor allem zur Hautverjüngung bei solarer Elastose (also deutlichen Hautveränderungen durch Sonneneinstrahlung), Behandlung tiefer Aknenarben (Eispickelnarben) und der flächigen Behandlung aktinischer Keratosen zum Einsatz. Da es zu einer gewollten, flächigen Schädigung der Epidermis kommt, sind die Ausfallzeiten im Gegensatz zum Peeling mit niedrigpotenten Glykolsäuren (Fruchtsäurepeeling) länger.

DIY-Peeling: Kaffee für Gesicht und Körper

Wer schön und nachhaltig leben möchte, brüht den morgendlichen Kaffee mit einer French Press auf und hebt anschließend den Kaffeesatz auf, der sich am Kannenboden abgelagert hat. Das erspart nicht nur den Kauf von Kaffeefiltern, sondern auch von Beauty-Produkten! Für ein angenehmes Peeling nehmen Sie einfach ein wenig Kaffeesatz und vermengen diesen zu gleichen Teilen mit Olivenöl und Honig. Anschließend geht's ab unter die Dusche und ans Einreiben von Gesicht und Körper. Öl und Honig machen die Haut besonders weich und geschmeidig. Koffein ist eine wahre Geheimwaffe gegen Cellulite. Nach dem Abwaschen ist die Haut so weich, dass Sie sich das Eincremen mit der Bodylotion auch gleich sparen können. Praktischer geht's nicht!

Masken

Bei Masken ist das Angebot ähnlich groß wie bei Peelings. Dr. Susanne Steinkraus ist Fan von Sheet- und Vliesmasken – also Tuchmasken, die mit Seren getränkt sind und die Durchblutung und Zellerneuerung der Haut fördern. Je nachdem wie intensiv die Reinigung oder der Feuchtigkeitsgehalt sein soll, empfiehlt sie darüber hinaus Masken, die sich mit einem Spachtel auftragen lassen und über einen etwas längeren Zeitraum einwirken. Also klassische Masken, die man anschließend abwäscht. "Gerade für zu Hause ist das praktisch, weil man sich währenddessen frei bewegen kann", erklärt die Dermatologin. Sie müssen also nicht still sitzen, sondern können nebenbei die Steuererklärung machen. Und wer weiß, vielleicht erledigt die sich mit etwas Extrapflege auch gleich viel geschmeidiger? Außerdem gibt es natürlich noch eigens für die Augenpartie konzipierte Augenmasken und Augenpads. Da die Haut hier besonders empfindlich ist, sollten Sie die Anwendung allerdings nicht übertreiben. Die Einwirkzeit sollte etwa zehn bis zwanzig Minuten betragen, wenn es zu brennen beginnt, gleich runter damit!

Let's roll: Jaderoller und Gua Sha

Immer mehr Menschen greifen bei ihrer täglichen Pflegeroutine auf kleine Helferlein wie Jaderoller und Quarze zurück. Was ist wirklich dran, am Massagetrend mit dem Edelstein? Die Gesichtsmassage stammt aus der traditionellen chinesischen Medizin (TCM). Hier werden Edelsteine wie Rosenquarz und Jade bereits seit dem 7. Jahrhundert für die Durchblutung der Haut genutzt. Jaderoller erkennt man an dem grünen Stein, rosa sind jene, bei denen die Gesichtshaut mit einem Rosenquarz gewalzt wird.

Rosenquarz: Der Rosenquarz ist bekannt für seine beruhigende Wirkung. Er soll helfen, Stress abzubauen und Verspannungen zu lösen. Das gilt auch für die Haut. Bei Irritationen kann eine tägliche Massage am Morgen den natürlichen Schutz vor Bakterien verstärken. Alles nur Placebo? Vielleicht. Aber die kühlende Wirkung des Steines auf der Haut lässt sich nicht bestreiten.

Grüne Jade ist symbolisch für Harmonie und Balance. Steine aus grüner Jade sollen daher ebenfalls eine besonders beruhigende Wirkung auf die Haut haben – und nebenbei auch noch Unreinheiten und Schwellungen beseitigen. Einen Versuch ist es auf alle Fälle wert, oder?

"Manche Menschen nehmen auch einfach einen kalten Teelöffel, um Schwellungen unter den Augen zu kühlen, oder massieren ihr Gesicht mit den Händen. Das geht natürlich auch", versichert Dr. Susanne Steinkraus. Doch auch wenn es für eine westliche Medizinerin vielleicht untypisch ist, so ist die Hamburger Dermatologin große Befürworterin der asiatischen Edelstein-Tools. Neben dem Roller gibt es auch den sogenannten "Gua Sha" – einen handflächengroßen Stein, der ebenfalls aus Jade oder Rosenquarz gefertigt wird.

Anders als der Steinroller, mit dem man sich gleichmäßig von unten nach oben und unter den Augen durchs Gesicht fährt, lässt der herzförmige Stein sich mit etwas Druck von unten nach oben gleiten. Der Effekt ist derselbe: Die Bewegungen mit der kühlen glatten Oberfläche des Steines fördern die Durchblutung und den Lymphabfluss. Die traditionelle chinesische Medizin besagt, dass auf diese Weise Giftstoffe aus dem Körper geleitet werden. "Das kann also nur positiv sein", befindet die Dermatologin.

"Und es hat nicht nur rein technisch-mechanische Stoff-wechselvorteile. Die regelmäßige Anwendung hat auch eine psychologische Wirkung, da man sich während der Massage bewusst mit sich selbst auseinandersetzt und sich mehr Zeit für die Pflege nimmt."

Piksige Angelegenheit: Needling

"Needling" – klingt mehr nach Folter als nach Beauty-Be-handlung. Dennoch ist es ein beliebtes Tool der modernen Hautpflege. "Es ist so ziemlich für jede Altersgruppe ge-eignet, weil es einem ganz klassischen Mechanismus folgt", erklärt Dr. Steinkraus. Beim Needling werden der Haut Mikroverletzungen zugefügt, welche die Neubildung von kollagenem Fasergewebe anregen und zur Regeneration ab-gestorbener Hautzellen beitragen.

Doch es gibt gewisse *Dos and Don'ts*, die man bei der An-wendung beachten sollte. Von einer Needlingbehandlung mit einem Dermaroller im Gesicht rät die Dermatologin ab, weil dieser zu stark an der Haut reißt und Friktionsverletzungen verursachen kann. Klingt schmerzhaft! Den Roller sollte man höchstens im Bereich der Oberschenkel, am Po oder am Bauch verwenden. Für Gesicht und Körper eignet sich hin-gegen ein fortschrittliches Tool wie der Dermastamp – ein elektronisch gesteuertes Handstück mit Elektromotor, das feine Mikronadeln aus medizinischem Stahl in die Haut einführt. Der Dermastamp kommt sowohl im kosmetischen als auch im medizinisch-chirurgischen Bereich zur Anwendung, wobei in der Eindringtiefe der Nadel unterschieden wird.

Für zu Hause gibt es nur wenige Tools, die sich fürs Needling eignen. Generell empfiehlt Dr. Steinkraus daher den Besuch bei einem/-r dermatologischen Facharzt/Fachärztin oder einem/-r medizinischen Kosmetiker/-in. Dabei gilt es, auf die FDA-Zulassung der Produkte zu achten, da es beim Needling zu kleinen Blutungen kommt. Die FDA, die Food and Drug Administration, ist eine US-amerikanische Behörde, die für die Zulassung und Marktüberwachung von Lebensmitteln, Medikamenten und Medizinprodukten verantwortlich ist. Auch im Bereich Hygiene und Sterilität sollten unbedingt alle Vorkehrungen getroffen werden.

Es gibt Needlingmechanismen, bei denen man mit sogenannten *open channels*, also mit offenen Hautkanälchen arbeitet, in die die Wirkstoffe direkt eindringen können. Das funktioniert beispielsweise mithilfe zugelassener Wirkstoff-Cocktails oder durch die Verwendung von Eigenblut. Bei einer Gesichtsbehandlung können körpereigene

Wachstumsfaktoren (zum Beispiel Zytokine) die Kollagen-
bildung und die Wundheilung anregen. Eine weitere Methode beim Needling ist das sogenannte *"Radiofrequenzneedling"*. Hierbei kommen gleich zwei bewährte Techniken
auf einmal zusammen: einmal das Needling, bei dem von
außen mit Nadeln in die Haut eingedrungen wird, sowie
die Radiofrequenz, die zum *Collagen-Shrinking* führt. Zur
Veranschaulichung verwendet Dr. Steinkraus gern das Bild
eines ausgeleierten Pullovers, der sich bei heißer Wäsche
wieder zusammenzieht. Ähnlich verhält es sich auch mit den
kollagenen Fasern unserer Haut: "Dieser Vorgang ist etwas
völlig Natürliches. Da wird nichts Künstliches in die Haut
gespritzt. Ich sorge einfach dafür, dass eigenes kollagenes
Fasergewebe angeregt wird, sich zu reproduzieren."

Mesotherapie

Mesotherapie ist häufig ein etwas verwirrender Ausdruck,
weil er sowohl in der Kosmetik als auch im ästhetischen Bereich verwendet wird. Die Mesotherapie kann man sowohl
bei Haaren (beispielsweise bei Haarausfall) als auch im
Gesicht durchführen. Grundlage des Ganzen ist das Eindringen von kleinsten Mengen an Wirkstoffen mit einer
Mikrokanüle. So werden beispielsweise winzigste Mengen

unvernetztes Hyaluron oder ein Cocktail aus verschiedenen Wirkstoffen unter die Haut injiziert, um dort ihre Wirkung zu entfalten.

Sie merken: Es gibt bestimmte Behandlungen und Therapien, die sich nicht vom heimischen Badezimmer aus durchführen lassen – zumindest sollten Sie es zu Ihrer eigenen Sicherheit lieber nicht darauf ankommen lassen. Doch wie oft sollten wir beim Kosmetikstudio unseres Vertrauens vorbeischauen? "Drei- bis fünfmal sollte man eine bestimmte Technik durchführen lassen, damit ein deutliches Ergebnis erzielt werden kann", erklärt Dr. Steinkraus. "Standard ist alle 28 Tage, also alle 4 Wochen eine Behandlung." Die 28 Tage hängen damit zusammen, dass ein Keratinozyt, also eine Zelle der oberen Hautschicht, die Keratin produziert, genauso lang braucht, um sich von der Basalzellschicht (unterste Schicht der Epidermis) zu differenzieren, um in der obersten Hautschicht zum Liegen zu kommen. "Auf einen Tag mehr oder weniger kommt es aber auch nicht an", versichert die Expertin, die in ihrer Hamburger Praxis regelmäßig dermatologische Anwendungen durchführt.

Worauf man ihrer Meinung nach definitiv eingestellt sein sollte, sind jedoch mögliche Ausfallzeiten nach einer kosmetischen Behandlung. "Je nachdem welchen Beruf man ausübt oder wie man so aufgestellt ist, muss man zwei oder drei Tage warten, bis man nach einer Gesichtsbehandlung wieder ausgehfähig ist. Und man möchte die Haut, wenn sie so irritiert ist, ja nicht direkt wieder überschminken. Und das sollte man auch nicht."

Schönheit von innen: Supplements für die Haut

Es gibt allerhand Produkte, die wir von außen auf unsere Haut auftragen können, um ihr etwas Gutes zu tun. Aber können wir sie auch von innen heraus stärken? Und ob! Es kommt aber auch hier auf die richtige Dosierung an. Dr. Steinkraus setzt bei Nahrungsergänzungsmitteln zur Förderung der Haut ganz klar auf herkömmliche Spurenelemente und Mineralstoffe wie Zink und Keratin: "Ich sag immer, das ist wie Magnesium für Muskeln – super für Haut, Haare und Nägel geeignet."

Bei Ernährungstrends wie Hyaluron- und Kollagendrinks ist die Dermatologin hingegen zurückhaltend: "Das muss erst mal wirklich dort im Körper ankommen, wo es hinsoll. Und da wird's schwierig, weil das entsprechende Molekül im Bereich des Magen-Darm-Traktes aufgespalten und resorbiert wird."

Als Dermatologin und ausgebildete Ernährungsmedizinerin weiß Dr. Susanne Steinkraus, worauf es wirklich ankommt. Sie empfiehlt für eine gesunde Ernährung die klassische Ernährungspyramide, so langweilig das klingen mag. Wem es in unserer schnelllebigen, stressigen Zeit allerdings nicht immer gelingt, ausgewogen zu essen, kann die Ernährung mit Kombipräparaten unterstützen. Diese sollten stets gut ausgewählt werden. Denn genau wie die Haut bei zu vielen Kosmetikprodukten kann auch der Körper nicht zu viele Nahrungsergänzungsmittel gleichzeitig aufnehmen. "Es gibt Präparate, die sind für Haut, Haare, Nägel. Andere sind gut für die Muskeln oder wenn man müde ist – oder wenn man zu wach ist und nicht schlafen kann … Wenn man aber seine fünf bis zehn Tabletten am Tag nimmt, sollte man sich gut überlegen, welche Wirkstoffe dort jeweils enthalten sind. Das kann schnell zu viel werden." Am besten setzt man sich ein klares Ziel und macht eine entsprechende Kur.

Balance ist alles: Der pH-Wert

Der pH-Wert ist entscheidend für die oberste, schützende Hautschicht. Die Abkürzung pH steht für das Potenzial des Wasserstoffes (Latein: pondus Hydrogenii). Ein Produkt kann nur dann unterstützend wirken, wenn es einen ähnlich sauren pH-Wert wie die Haut hat. Ein leicht saurer pH-Wert ist Voraussetzung dafür, dass bestimmte Enzyme, die die Schutz-, Aufbau- und Regenerationsprozesse steuern, optimal funktionieren können. Wichtig ist, dass der Hydrolipidfilm, also der Wasserfettfilm auf der Hautoberfläche, einen durchschnittlichen pH-Wert von 4 bis 6,5 hat. Ideal ist 4,5 oder 5,0. Der Film wird durch die körpereigenen Säuresubstanzen wie Schweiß und Talg erzeugt und hat insofern die wichtige Funktion, die Haut vor dem Austrocknen und dem Eindringen von Krankheitserregern zu schützen. Ist das Schutzschild gestört, kann es schneller zu Entzündungen und anderen antioxidativen Prozessen kommen, die auf der Haut ablaufen. Die Balance des pH-Wertes ist also für die antimikrobielle Abwehr zuständig und sorgt dafür, dass die Haut elastisch und funktionsfähig bleibt.

Die Verwendung falscher Reinigungsprodukte kann dazu führen, dass der pH-Wert sich nach oben auf 6 bis 7 verschiebt. Auch bei Entzündungen oder bei zu Neurodermitis neigender Haut kann der pH-Wert steigen. Sie können Reizungen verhindern, indem Sie bei der Kombination verschiedener Wirkstoffe darauf achten, dass diese einander ergänzen, sonst geschieht schnell das Gegenteil des gewünschten Pflegeeffektes. Werden beispielsweise Retinol, Vitamin C oder Fruchtsäuren übereinander aufgetragen, erhöht sich damit das Irritationspotenzial der Haut (je nach Konzentration und pH-Wert des Produktes). "*Layering* ist ja ganz schick, aber es muss sinnhaft und professionell durchgeführt werden, sonst kann es zu Hautirritationen kommen. Viele wissen nicht, welchen Wirkstoff sie zuerst nehmen sollen, und auch die Molekülgröße steht nirgends auf der Verpackung. Also nehmen sie etwas, das die Haut abdichtet, und geben anschließend ein Serum drauf, das gar nicht mehr durchkommt – das ist Quatsch!", erklärt Dr. Susanne Steinkraus. Es kommt immer auf die richtige Reihenfolge, Dosierungen und Kombination aus pH-Werten, Molekülgrößen, Löslichkeiten und Polaritäten an. Ganz einfach ausgedrückt: das flüssigste Produkt zuerst, das dickflüssigste zum Schluss. Und weniger ist mehr – mehr als drei Produkte sind oft zu viel für die Haut!

Eine Erhöhung des pH-Wertes führt außerdem dazu, dass die Enzyme der Haut fehlerhaft reguliert werden. Sie ist also weniger widerstandsfähig und braucht länger, um sich von Reizungen zu erholen. "Bei der Verwendung einer klassischen Seife wird der pH-Wert ebenfalls für kurze Zeit angehoben und die Schutzwirkung des Säureschutzmantels beeinträchtigt. Aber das normalisiert sich schnell wieder. Wenn ich aber die ganze Zeit eine Verstärkung draufgebe, kommt es selbst bei einer grundsätzlich gesunden Haut zur Irritation", folgert die Dermatologin. Aber was tun, wenn es so weit kommt? Am besten ist es, die Haut bei einer Überreizung auf eine Nulldiät zu setzen, um den potenziellen Auslöser der Reizung zu eliminieren. Die Reinigung sollte dann ausschließlich mit lauwarmem Wasser erfolgen. Bei schlimmeren Irritationen sollte man sich definitiv direkt an den/die Hautarzt/Hautärztin wenden.

Sonnenschutz: Warum wir ihn auch ohne pralle Sonneneinstrahlung brauchen

Die meisten von uns verbinden den Geruch von Sonnencreme vermutlich mit Erinnerungen an Urlaub, Sonne und Strand. Dabei wissen wir mittlerweile längst: Sonnenschutz sollte ein fester Bestandteil unserer täglichen Pflegeroutine sein – zu jeder Jahreszeit! Jedes Sonnenbad hinterlässt unsichtbare Spuren, die sich aber spätestens nach zehn oder zwanzig Jahren offenbaren. Kleine Punkte werden zu Altersflecken, Sommersprossen vermehren sich – vom Hautkrebsrisiko mal ganz abgesehen. Auch wenn die Sonne etwa 149.600.000 Kilometer von uns entfernt ist, ihr Einfluss ist immens. Also: immer schön eincremen. Sonnenschutz und Jennifer Knäble – das ist so eine Art *On-off*-Romanze: Im Urlaub gehört er dazu, doch im Alltag wird er schnell lästig. "Wie eine Extrafettschicht auf der Haut. Unangenehm." Vor allem dann, wenn man nach der Pflege auch noch Make-up auftragen möchte. Zum Glück gibt es heutzutage gleich mehrere Lösungen, wie sich Sonnenschutz in die Gesichtspflege integrieren lässt. Es muss nämlich gewiss nicht immer die fettigste Creme sein. Mittlerweile gibt es auch Sonnensprays oder dünne Seren mit Sonnenschutzfaktor. Unsere Skin-Expertin nutzt die Zeit morgens zwischen Kaffee und Zähneputzen für ihre persönliche Beauty-Routine. Dabei trägt sie den Sonnenschutz entweder vor dem Make-up auf oder mischt ihn mithilfe sogenannter *"Sun Drops"* ganz einfach gleich mit hinein. So entsteht ganz sicher kein unangenehmes Schichtengefühl. Ziemlich praktisch.

Aber wieso brauchen wir Sonnenschutz eigentlich auch, wenn es draußen noch nicht sommerlich warm ist? Für die meisten von uns gerät der Gedanke an Sonnenschutz mit den kühler werdenden Temperaturen in den Hintergrund. Wenn sich die Sonne nicht blicken lässt, wird sie uns schon nichts anhaben, oder? Oh doch!

"Egal bei welchen Temperaturen, letztendlich reagiert unsere Haut immer mit Pigmentbildung. Ich habe so viele Patienten und Patientinnen, die das veranschaulichen. Gerade Frauen in der Schwangerschaft entwickeln vor oder nach der Geburt Chloasma, lästige Pigmentstörungen, die bereits bei minimalen Belichtungen auftreten. Und das muss nicht sein." Dr. Steinkraus kennt sich mit den verschiedenen Arten von UV-Strahlung aus, die mit dem Sonnenlicht transportiert werden: UV-C-Strahlen werden durch die Ozonschicht blockiert. UV-B-Strahlen dringen hingegen in die obere Hautschicht ein. Sie sind für Sonnenbrand verantwortlich und können Allergien und Hautkrebs auslösen, genau wie UV-A-Strahlen, die bis in die Dermis vordringen und das Enzym Kollagenase aktivieren. Kollagenase reduziert unser körpereigenes Kollagen, das dafür da ist, unsere Haut zu straffen. Zudem fördern Sonnenstrahlen freie Radikale, die der Haut in vielerlei Hinsicht schaden.

Welcher Sonnenschutz ist der richtige?

Das Besondere an Sonnencremes und Sprays sind die darin enthaltenen UV-Filter. Es gibt sowohl chemische als auch mineralische UV-Filter. Chemische Filterstoffe nehmen UV-Strahlung auf und wandeln sie zum Beispiel in Wärme um. Für einen erfolgreichen Schutz vor UV-A- und UV-B-Strahlung werden verschiedene Substanzen kombiniert. Wer zu Allergien neigt, sollte daher immer genau schauen, welche Inhaltsstoffe enthalten sind. Auch hier spielt der individuelle Hauttyp eine wichtige Rolle: "Es gibt heutzutage für jeden Typ das richtige Präparat, von Spray bis Creme zu Milch oder Gel, ölfrei, für Neurodermitiker/-innen oder Allergiker/-innen", versichert Dr. Susanne Steinkraus. Hier gilt es, wieder zu beobachten: Ist die Haut unempfindlich?

Pigmentiert sie leicht? Haben Sie mit der Sonne überhaupt keine Probleme oder reagiert Ihre Haut auf jeden Strahl? Es gibt auch bestimmte Hautkrankheiten wie Rosazea, die negativ auf Licht reagiert. Dann braucht es auch hier einen gesonderten Schutz, der auf die Haut abgestimmt ist.

Naturkosmetik-Sonnencremes wirken anders als chemische Sonnenschutzprodukte mit mineralischen UV-Filtern. Dabei handelt es sich um Weißpigmente aus Zink oder Titan, die sich wie kleine Spiegelchen auf die Haut legen und das UV-Licht reflektieren. (Der Nachteil: Diese Produkte hinterlassen oft eine weiße Spur auf der Haut.)

"Bei Sonnenschutz ist das Wichtigste, dass man ihn überhaupt verwendet." Dr. Steinkraus sieht bei den jüngeren Generationen bereits ein größeres Bewusstsein, was die Notwendigkeit von täglichem Sonnenschutz angeht. Was aber viele nicht bedenken: Durch Abrieb, Schwitzen oder zu geringes Auftragen erreichen die wenigsten den Schutzfaktor, der auf der Packung angegeben ist, und wägen sich fälschlicherweise in Sicherheit. "Labornachweise zeigen, dass ein ausgewachsener Mann eigentlich eine ganze Tube Sonnenmilch braucht, um seinen Körper ausreichend zu schützen", erklärt uns die Dermatologin. Der angegebene Lichtschutzfaktor kann nur dann erreicht werden, wenn die empfohlene Menge aufgetragen wird. Als Faustregel gilt: Für jede Körperregion einen Strang Sonnenschutz in der Länge der ganzen Hand auftragen. Das entspricht etwa 15 Sprühstößen bei Sprays. Für den ganzen Körper ergibt sich daraus in etwa das Volumen eines Golfballes.

Bei UV-Schutz gilt: Viel hilft viel! Gerade die Sonnenterrassen benötigen Extraschutz: Stirn, Nase, Nacken, Dekolleté, Hand- und Fußrücken gilt es, insbesondere im Sommer, mehrmals am Tag (am besten alle zwei Stunden) einzucremen. Für unterwegs eignen sich hervorragend Sunsticks, die man einfach in die Handtasche stecken kann. Während der kälteren Jahreszeiten, in denen der Himmel eher bedeckt ist, reicht eine Tagescreme oder eine getönte Tagescreme mit enthaltenem Sonnenschutz. Es sei denn, Sie fahren in den Skiurlaub: Dann sollten Sie immer einen Extra-Sonnenschutz auftragen.

Beim Kauf einer Sonnencreme sollten Sie im Übrigen nicht nur auf den Lichtschutzfaktor (LSF) achten. Dieser bezieht sich nämlich lediglich auf die UV-B-Strahlung. Damit das Produkt auch vor UV-A-Strahlen schützt, muss es zusätzlich mit einem UV-A-Siegel ausgelobt werden. Der Lichtschutzfaktor gibt an, wie viel länger Sie mit einem Sonnenschutzmittel in der Sonne sein können, ohne einen

Sonnenbrand zu bekommen, als dies mit der Eigenschutzzeit möglich ist. Der UV-A-Schutzfaktor (UV-A-PF) sollte mindestens ein Drittel des Lichtschutzfaktors betragen. Wie bei allen Entscheidungen können Sie sich ansonsten auch bei der Wahl des Lichtschutzfaktors an Ihrem Hauttyp orientieren. Hellere, empfindlichere Hauttypen sollten lieber zu einem hohen LSF greifen. Aber auch die Dauer des Sonnenbads spielt eine Rolle. Je länger Sie in der Sonne unterwegs sind, desto höher sollte der LSF ausfallen.

Im Zweifelsfall einfach immer zur LSF-50-Tube greifen, dann muss auch seltener nachgecremt werden. Und keine Sorge: Braun werden Sie trotzdem, da auch ein hoher Sonnenschutz die Sonne nie komplett abblockt.

Tipp der BUNTE-Redaktion: Die UV-Check-App

Die UV-Check-App berechnet anhand Ihres Hauttyps, des verwendeten Lichtschutzfaktors, Ihrer Umgebung und des UV-Index, wie lange Sie ohne Risiko die Sonne genießen können. Entwickelt wurde sie vom Berufsverband der Deutschen Dermatologen und vom Deutschen Zentrum für Luft- und Raumfahrt. Wer weiß, vielleicht gibt es ja bald auch Sonnenschutz fürs All?

Wenn Sie Ihre Haut mit der richtigen Pflege vorbereitet haben, können Sie einen Schritt weitergehen und sie, ganz nach Bedarf und Anlass, mit Make-up verschönern. Augen, Lippen, Brauen, wo wollen Sie den Fokus setzen? Und welche Foundation ist die richtige Basis für Ihren Hauttyp? Genau wie im Reich der Pflegeprodukte und -treatments ist auch die Welt des Make-ups mit Trends, Tipps und Produkten übersät. Da ist es oft gar nicht so leicht, den Überblick zu behalten – geschweige denn eine Make-up-Routine zu finden, die zum eigenen Look passt. Um es Ihnen ein wenig leichter zu machen, werfen wir einen Blick in den Make-up-Koffer echter Profis, die tagtäglich mit Bürstchen und Pinsel unterwegs sind. Bereit? Dann Spiegel raus und los!

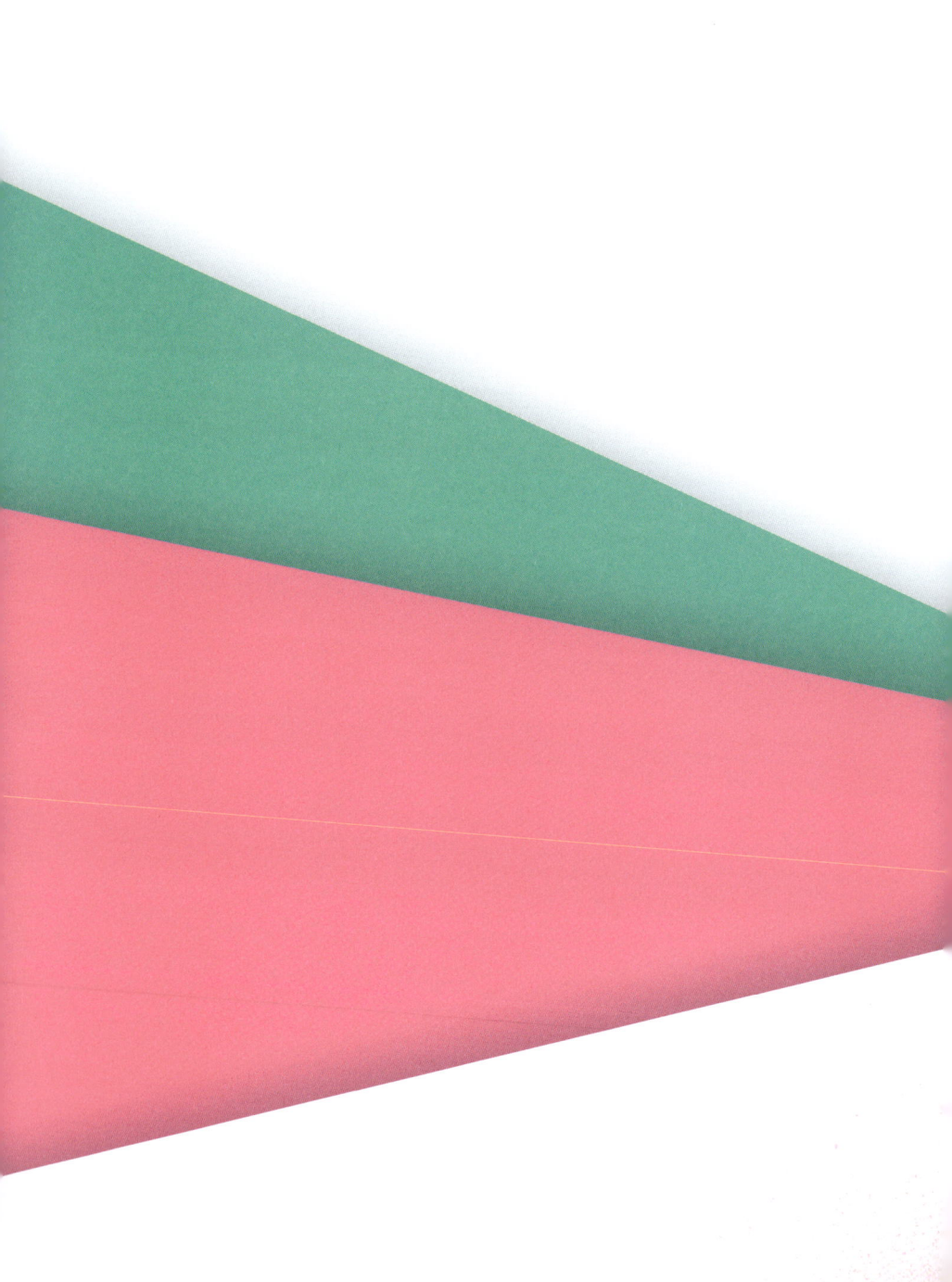

Make-up-Tipps
FÜR ALLE LEBENSLAGEN

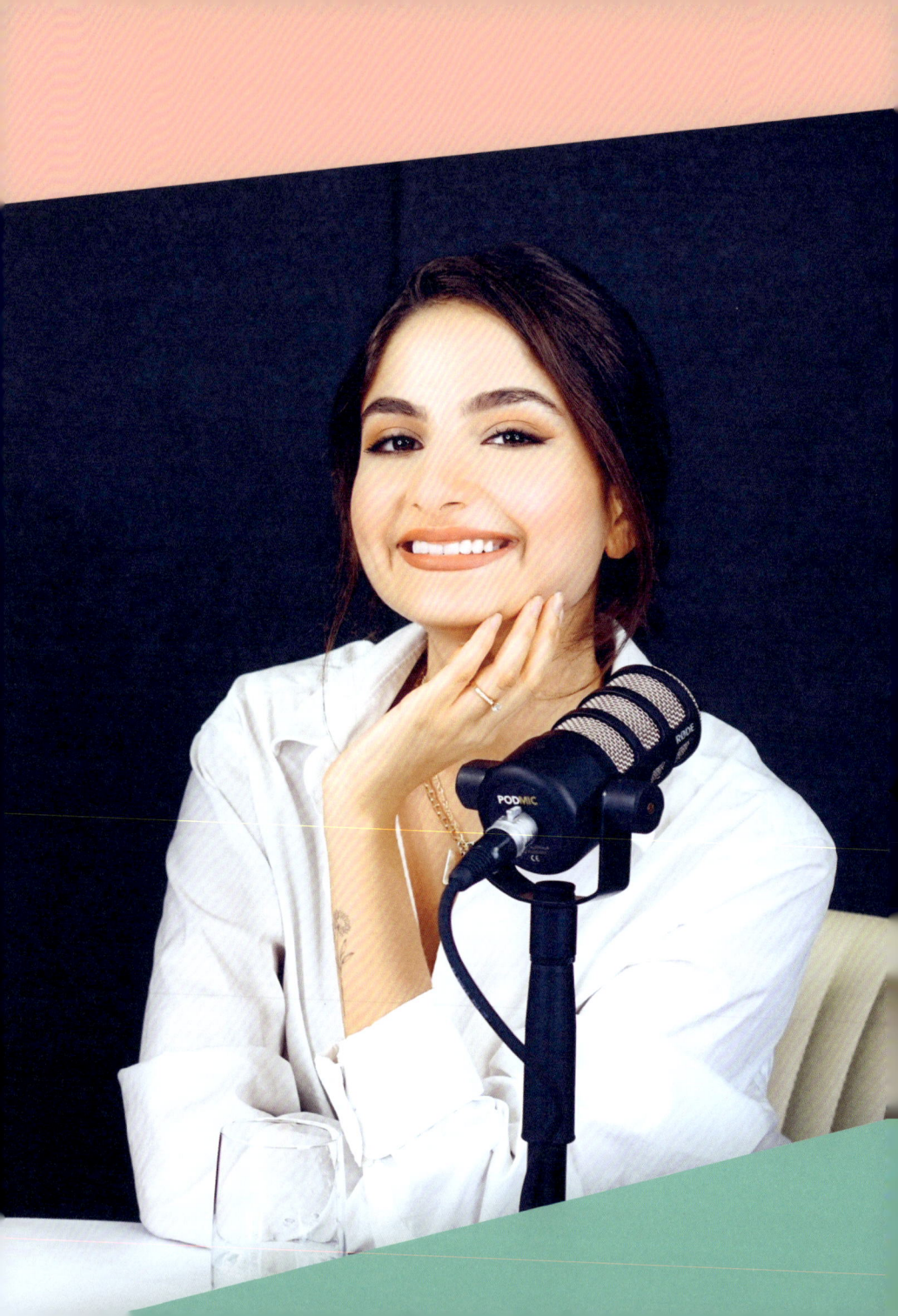

Ischtar Isik

Ischtar Isik zählt zu Deutschlands erfolgreichsten Youtuberinnen – selbst Angela Merkel stand schon gemeinsam mit ihr vor der Kamera. Ischtars Erfolgsgeheimnis? Einfach sie selbst sein. Als Teenagerin drehte sie ihre eigenen Videos zu Themen wie Beauty und Lifestyle. Heute spricht die 26-Jährige dabei ganz offen und ehrlich mit ihren Follower/-innen über Selbstzweifel und -liebe und teilt private Einblicke in ihren Alltag.

Zur Podcast-Folge

66 *Selbst ist die Frau!*

Im Beauty-Podcast mit Jennifer Knäble verrät Ischtar: Sie gibt nicht gern die Kontrolle ab. Von der Idee, dem Make-up und Styling, dem Videodreh bis hin zum Schnitt und weniger glamourösen Dingen wie Buchhaltung und Finanzen liegt alles in ihren Händen. "Ich bin der totale Planungsfreak. Jeder Tag startet erst einmal mit einer To-do-Liste, um zu schauen, was ich alles machen muss. Einen gewohnten Tagesablauf habe ich aber ansonsten nicht, da mein Fokus immer auf wechselnden Themen liegt", erklärt die hübsche Beauty- und Lifestyle-Vloggerin. Doch woher nimmt sie ihre spontane Kreativität? Die meiste Inspiration bezieht die Wahlberlinerin aus ihrem Umfeld. Dabei bedient sie sich gern auch mal am Kleiderschrank ihres Verlobten, um auf neue Ideen für ihre Looks zu kommen. In Sachen Make-up stammen die meisten Ideen aus dem Netz, von Plattformen wie Instagram, Youtube und Pinterest. Dort hat sie auch einen Hack für ihr unverkennbares Markenzeichen entdeckt: die perfekten Cat Eyes dank Klebeband!

Jennifer: "Ich starre dir schon die ganze Zeit jetzt auf die Augen, weil ich mir überlege, wie ich mit Tesafilm diese Katzenaugen hinbekomme!"

Ischtar: "Das ist tatsächlich ganz easy."

Ischtars Beauty-Hack: Katzenaugen dank Klebeband

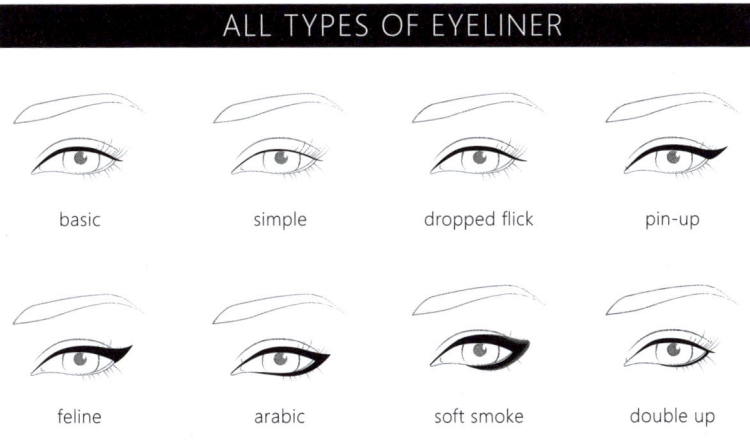

Es braucht nicht viel, um einen wachen Blick zu erzeugen. Wer die Wimpernlinie am oberen Lid mit Eyeliner verstärkt,

verleiht der Augenpartie mehr Kontur und lässt die Augenfarbe stärker strahlen. Die Länge und der Winkel des
Lidstriches entscheiden dabei, welcher Eindruck entstehen
soll: Ein dezenter Strich mit kleinem Wing passt perfekt
zum Alltagslook, ein dickerer Strich mit steilerem und vol-
lerem Winkel zaubert im Handumdrehen einen eleganten
Abendlook.

Wer schon einmal versucht hat, mit freier Hand eine ge-
rade Eyeliner-Linie zu ziehen, wird sich vermutlich an zahl-
reiche Momente des Scheiterns erinnern. Die perfekte Linie
braucht viel Übung und eine ruhige Hand. Und hat man den
Bogen erst mal raus, folgt die nächste Herausforderung: das
Flügelchen am äußeren Augenwinkel. Damit dieser nicht
verwischt oder verrutscht, hat Ischtar einen super Trick.
Alles, was Sie dazu brauchen, ist ein Kajalstift, ein flüssiger
Eyeliner und eine Rolle Klebeband (am besten ein leichtes
Kreppband, Heftpflaster oder Washi-Tape, das sich leicht
und schmerzfrei von der Haut abziehen lässt). Und dann
kann's losgehen!

Um den richtigen Winkel für Ihre Katzenaugen zu finden, können Sie sich an Ihrem Unterlid orientieren. Stellen
Sie sich einfach vor, der Rand des Klebebandes sei dessen
natürliche Verlängerung, und kleben Sie es entsprechend

auf. Das war noch nicht die richtige Stelle? Kein Problem. Sie können den Streifen jederzeit neu platzieren. Beim ersten Mal gilt es ohnehin, ein wenig auszuprobieren und herauszufinden, was am besten zur eigenen Augenform passt. Anschließend können Sie mit einem Kajalstift entlang der Klebebandkante den Lidstrich weiterziehen. Die Kante verleiht den nötigen Halt und Orientierung. Und wenn mal was danebengeht, macht das gar nichts, da die Farbe nicht auf der eigenen Haut, sondern auf dem Streifen landet. Falls Sie oberhalb des Randes doch ein wenig gepatzt haben sollten, können Sie dort mit einem Wattestäbchen entlanggehen.

Und siehe da: Schon haben wir die perfekte Kante! Ziehen Sie das Klebeband vorsichtig ab und begutachten Sie das Ergebnis. Dort, wo noch Lücken sind oder eine stärkere Kontur gewünscht ist, können Sie mit einem flüssigen Eyeliner nachbessern.

Das Ganze funktioniert im Übrigen nicht nur mit Kajal und Eyeliner, sondern ist auch eine super Hilfestellung beim Auftragen von Lidschatten. Einfach das Klebeband an der gewünschten Stelle fixieren und die Farbe entlang der Kante auftragen. Ischtar trägt für ihren Alltagslook kräftigere Farben am Außenwinkel des Auges auf, um einen leichten

Farbverlauf zu erzeugen. Innen arbeitet sie mit helleren Nuancen, da die Augen sonst kleiner erscheinen.

Um ihr Alltags-Make-up abzurunden, braucht die Youtuberin ansonsten nicht viel. Noch schnell die Wimpern tuschen, die Brauen mit einem Augenbrauenstift nachziehen und mit einem Gel fixieren. Dann noch ein wenig Concealer und Puder, Lippenstift oder Lippenbalsam – und fertig!

Sieben Helfer, die Ischtar Isik für den perfekten Alltagslook braucht:

◢ Wimperntusche
◢ Lidschatten
◢ Augenbrauenstift
◢ Augenbrauen-Gel
◢ Concealer
◢ Puder
◢ Lippenstift

Ganz gleich, wie Ihr persönlicher Look am Ende aussieht: Übung macht den Meister! Ischtars wichtigste Botschaft an ihre Follower/-innen lautet daher immer: "Macht das, worauf ihr Lust habt, was euch Spaß macht, und verstellt euch nicht."

Tipp der BUNTE-Redaktion: Cake-Eyeliner

Nun, da Sie den Schwung mit dem Eyeliner raushaben, wollen Sie noch ein wenig mehr experimentieren? Gute Idee. Der sogenannte "Cake-Eyeliner", wie professionelle Make-up-Artists den Puder-Eyeliner nennen, erinnert aufgrund seiner Farbintensität ein wenig an Lidschatten. Indem Sie ihm vor dem Auftragen Wasser hinzufügen, wird er aktiviert und kann in seiner Konsistenz (je nach Wassermenge) beeinflusst werden – hier ist ein wenig Ausprobieren gefragt. Sie sind quasi die Leinwand und der Eyeliner ist die Farbe, die Sie eigens anrühren, um Ihr ganz individuelles Gemälde zu erstellen. Und so geht's: einfach einen kleinen Eyeliner-Pinsel mit ein wenig Wasser anfeuchten, in das Puder tauchen und auftragen. Bei Bedarf können Sie noch ein wenig Pigmentfixierer dazumischen (oder anschließend am Auge auftragen), um für mehr Halt zu sorgen, dann gibt's auch kein lästiges Verwischen! Und das Allerbeste: Aufgrund der starken Intensität strahlt der Cake-Eyeliner farbig besonders umwerfend und ist daher auch in verschiedenen Farbtönen erhältlich.

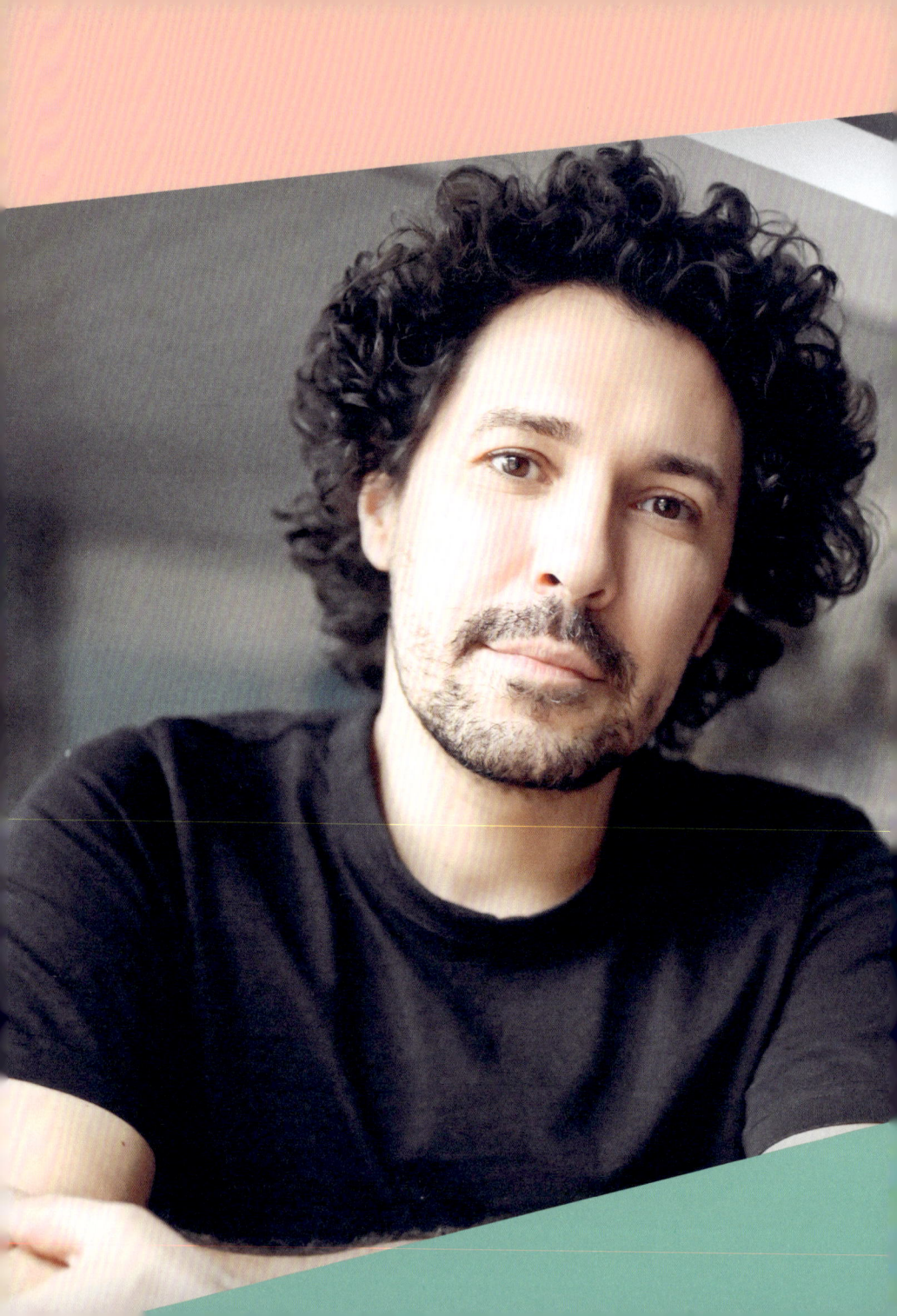

Boris Entrup

Wie finde ich den Make-up-Look, der wirklich zu mir passt?
Einer, der diese Frage mehr als einmal im Lauf seiner
Karriere gehört hat, ist Beauty-Coach Boris Entrup. Ob bei
"Germany's Next Topmodel", auf der Fashion Week oder
im normalen Leben: Ihm vertrauen die Frauen Haut und
Haare an. Denn kein anderer schenkt so viel Zeit und Auf-
merksamkeit, wenn es um die individuelle Beratung geht.
Im Gespräch mit Jennifer Knäble verrät Boris, dass er sich
jetzt mit seinem eigenen Atelier selbst verwirklicht hat.

Zur Podcast-Folge

Man muss nicht jeden Trend mitmachen!

"Meine Arbeit im Atelier ist sehr vielseitig, und ich biete alles zum Thema Beauty an. Haare, Make-up, Beratung hinsichtlich einer Beauty-Routine und vieles mehr. Mir es ist sehr wichtig, jede Person, die zu mir kommt, individuell und ausführlich zu beraten und zu begleiten. Dafür nehme ich mir Zeit, höre zu und bringe die Wünsche meiner Kunden/Kundinnen in Erfahrung. Gemeinsam erarbeiten wir Schritt für Schritt ein individuelles, passendes Konzept." Seine Kunden/Kundinnen sind dabei genauso unterschiedlich wie die individuellen Beauty-Bedürfnisse. Manchmal geht es um einen neuen Look, eine Typberatung, dann wieder einfach um Färben, Tönen, Schneiden, um besondere oder natürliche Make-up-Looks. Den individuellen Look zu finden, ist für die meisten tatsächlich gar nicht so einfach, wie es klingt. Schließlich wollen Werbung und (soziale) Medien ständig neue Trends präsentieren, die wir "jetzt unbedingt" ausprobieren müssen. Aber: Nur weil es sie gibt, bedeutet das noch lange nicht, dass wir sie alle mitmachen. Gerade wenn es ums tägliche Make-up geht, ist Boris ein Fan von weniger Produkten. Sein Tipp: lieber eine Partie im Gesicht besonders betonen als alles auf einmal.

Das BUNTE-Make-up-Glossar

◢ **Foundation**

Die richtige Foundation ist die Basis für Ihren Make-up-Look. Ist sie zu flüssig oder trocken, liefert sie keine gute Grundlage. Und natürlich muss auch die Farbe zum individuellen Hautton passen, damit es nicht wirkt, als ob Ihr Gesicht vom restlichen Teil des Körpers getrennt wird. Um den richtigen Farbton für Ihre Haut zu finden, müssen Sie Ihren Unterton kennen. Falls Sie nun etwas verständnislos dreinblicken, kein Problem! Den Unterton Ihrer Haut finden Sie auf der Innenseite Ihres Handgelenkes. Dort zeigt sich, ob Sie einen kühlen, warmen oder neutralen Hautunterton haben.

Kühler Hautunterton: Bei einem kühlen Ton schimmern die Venen bläulich-violett unter der Haut durch. Die Haut weist eine leicht rosafarbene Tönung auf.

Warmer Hautunterton: Ein warmer Ton zeichnet sich durch Venen in einem gelben oder grünlichen Ton aus. Der Teint Ihrer Haut ist eher oliv-golden.

Neutraler Hautunterton: Ihre Venen schimmern bläulich-grünlich durch die Haut? Dann eignen sich sowohl kühle als auch warme Untertöne für Ihre Haut.

Vor dem Kauf gilt in allen Fällen, die Produkte am besten vorher einmal (im Laden) bei Tageslicht zu testen, und zwar nicht am Handrücken, sondern direkt am Hals, da Sie dann besser erkennen können, ob es einen Kontrast zu Ihrer Gesichtshaut gibt.

Je nach Jahreszeit ergeben sich natürlich ein paar Abweichungen in den Nuancen. Gebräunte Sommerhaut braucht eine andere Intensität als blasse Winterhaut. Wenn Sie experimentierfreudig sind, können Sie auch je nach Bedarf verschiedene Nuancen miteinander mischen, um den gewünschten Farbton zu kreieren.

Alle weiteren Kriterien bei der Wahl Ihrer Foundation richten sich nach dem individuellen Hauttyp, den Sie im vorherigen Kapitel mithilfe unseres Testes und ausreichend Beobachtung definiert haben.

Flüssige und cremige Foundation eignet sich für so ziemlich jeden Hauttyp, insbesondere für trockene Haut. Ölfreie

Foundations mit einem mattierenden Effekt sowie pudrige Texturen eignen sich dagegen besonders bei fettiger Haut. Wer zum Team Mischhaut zählt, sollte, wie bei der Pflege, auf mehrere Foundationarten in derselben Farbnuance greifen, damit sowohl die trockenen als auch fettigen Partien berücksichtigt werden. Für reifere Haut gibt es zudem eigens entwickelte Foundations, die die Haut mit ausreichend Feuchtigkeit versorgen und sich nicht in den Fältchen absetzen.

◢ Puder

Wem eine Foundation ein zu starkes Maskengefühl gibt oder wer sie ein wenig abrunden möchte, greift zum Puder. Puder reduziert kleine Irritationen im Hautbild und sorgt so für einen ebenmäßigen Teint. Durch seine leichte Textur kann Ihre Haut atmen. Besonders wenn Ihre Haut empfindlich ist und zu Unreinheiten neigt, eignet sich ein Puder daher oft besser als eine Foundation.

◢ Lipliner

Bei der Wahl des Lipliners sollten Sie sich an der Farbe des Lippenstiftes orientieren, den Sie anschließend auftragen möchten. Eine Nuance heller ist auch in Ordnung, von dunklen Rändern wollen wir jedoch nichts wissen (es sei denn, die 90er-Jahre rufen an und wollen ihren Trend zurück). Durch das Nachzeichnen der Lippenlinien wollen wir die Kontur stärker betonen, den Lippenstift im Zaum halten, sanfte Farbverläufe erzeugen und nach Bedarf die Lippen optisch vergrößern (dunklere Töne haben eher den gegenteiligen Effekt).

Wichtig ist, dass der Lipliner beim Auftragen scharf angespitzt ist, damit Sie die Kontur Ihrer Lippen wirklich genau zeichnen können. Wenn Sie sich nicht an Ihrer natürlichen Form orientieren, sondern die Lippen etwas größer schummeln möchten, können Sie in der Mitte der Lippen etwas übermalen, an den äußeren Mundwinkeln sollte die Kontur jedoch erhalten bleiben. Anschließend greifen Sie zum Lippenstift, um den gesamten Mund mit Farbe auszufüllen, oder bleiben beim Lipliner und nutzen ihn auch zum Ausfüllen. Für einen sanften Ombré-Look können Sie die Mundwinkel mit dem Lipliner ausmalen und die Mitte der Lippen freilassen. Probieren Sie es einfach aus. Wenn Sie die Kontur anschließend noch schärfer machen wollen, können Sie etwas Concealer mithilfe eines Pinsels am äußeren Rand der Konturen auftragen.

◢ Lippenstift

Bei der Farbwahl Ihres Lippenstiftes können Sie sich genau wie bei der Foundation an Ihrem Hautunterton orientieren. Bei einem kalten Ton und sehr heller Haut eignen sich Farben, die ebenfalls einen kühlen Unterton aufweisen wie zum Beispiel ein kühles Rot mit Blaustich. Bei einem wärmeren Ton eignen sich Lippenstifte mit bräunlich-orangefarbenem Unterton. Mittlere Hauttypen können auf kräftigere Rottöne zurückgreifen, die ins Orange übergehen. Und zu dunkler Haut passen warme Burgundertöne.

◢ Rouge

Beim Rouge sollten Sie sich farblich an Ihrem Hauttyp sowie an der Farbe Ihrer Lippen orientieren. Bei sehr heller Haut eignet sich beispielsweise ein leichtes Pink oder ein Pfirsichton. Bei einem leicht gebräunten oder natürlich braunen Ton eignen sich Apricottöne, die die warmen Untertöne aufgreifen. Wenn Ihre Haut einen eher grünlichen Unterton hat, sollten Sie zu warmen Tönen wie Rosé greifen, die Ihnen einen natürlichen Glow verleihen. Bei dunklen Hauttypen sorgen pflaumen- oder zwetschgenfarbige Nuancen oder leuchtende Farben wie Mohnrot für ein erfrischendes Finish.

◢ Bronzer

Bronzer verleiht dem Gesicht mehr Wärme und zaubert dieses gewisse *Summer Feeling*. Und nicht nur das: Bronzer ist auch die Geheimwaffe in Sachen Contouring. Stäuben Sie einfach etwas Bronzer auf die Stellen, an denen die Sonne normalerweise ihre Spuren hinterlässt: Nasenrücken, Kinn, Wangenknochen und Stirnansatz. Je nach Bedarf können Sie an diesen Stellen die Konturen in Ihrem Gesicht betonen oder optische Veränderungen (zum Beispiel eine schmalere Nase oder einen kürzeren Haaransatz) schminken.

◢ Augenbrauen-Mascara

Die Augenbrauen sind bekanntlich der Rahmen des Gesichtes. Sie sollten also ordentlich betont werden. Mithilfe von *Brow-Mascara* können Sie Ihre Brauen optisch unterstreichen und definieren. Einfach mit der Bürste die kleinen Härchen in Form kämmen, aber schön vorsichtig: Sie wollen schließlich die Härchen und nicht die Haut darunter färben. Bei der Wahl der Farbe sollten Sie sich an der natürlichen Farbe Ihrer Brauen orientieren und maximal zwei Nuancen dunkler auswählen. Zusätzlich können Sie die Brauen vorab mit einem Augenbrauenstift ausfüllen, je nach vorhandener Brauenfülle und gewünschtem Effekt.

◢ Augenbrauen-Gel

Augenbrauen-Gel ist die etwas natürlichere Alternative zur Augenbrauen-Mascara oder einem Augenbrauenstift. Das Gel fixiert die Brauen, bändigt widerspenstige Härchen und sorgt dafür, dass sie allesamt in die richtige Richtung stehen und deutlich definiert sind.

◢ Mascara

Die Wimpern haben einen großen Einfluss darauf, wie wach unser Blick wirkt. Mascara, die sie nicht nur dunkler färbt, sondern gleichzeitig auch formt und optisch verlängert, sind hier besonders wirksam. Für noch mehr Effekt können Sie zusätzlich vorher zur Wimpernzange greifen und die Wimpern vorformen. Damit der Schwung hält, greifen Sie am besten zu wasserfester Mascara.

Beim Auftragen gilt: vorher das Bürstchen immer gut abstreifen, damit nicht zu viel Produkt auf den Wimpern landet und sie verklebt. Es gibt auch einige Mascaras, die pflegende Wirkstoffe enthalten, wodurch die Wimpern noch länger in Form bleiben und nicht austrocknen. Provitamin B5 lautet hier das Zauberwort! Halten Sie die Bürste beim Auftragen waagerecht und tuschen Sie stets vom Ansatz zu den Spitzen. Während Sie das tun, drehen Sie die Bürste langsam, damit keine Klümpchen entstehen. Um die Wimpern nach dem Auftragen voneinander zu trennen und so für einen noch klareren Blick zu sorgen, können Sie zu einem Applikator mit kurzen Kunststoffborsten greifen.

Volumen-Mascaras umhüllen die Wimpern mit Polymeren, die die Härchen dicker wirken lassen. Die Bürste einer Volumen-Mascara sollte möglichst dicht und buschig sein, um die gewünschte Wirkung zu erzielen. Für mehr Volumen darf es zudem gern auch etwas mehr Produkt sein, also wiederholen Sie das Prozedere gern mehrere Male. Aber Achtung: nicht zu häufig ein und dieselbe Stelle tuschen, Klümpchengefahr!

Bei der Wahl der Farbe gilt: Alles ist erlaubt. Wer die eigene Augenfarbe besonders betonen möchte, greift zu Komplementärfarben (beispielsweise Braun bei blauen Augen).

Lippen und Augenbrauen richtig zu betonen, einen Eyeliner anzuwenden, das bedarf etwas Übung und Wissen. "Je öfter eine Technik wiederholt wird, desto leichter wird es", schwört Make-up-Profi Boris Entrup. Wenn es in einem Workshop um die Frage geht, wie man die Lippen richtig schminkt, zeigt er dazu die grundlegenden Schritte und hilft dabei, die individuellen Gegebenheiten bestens zu nutzen. "Lipliner, Lippenstift, es geht ganz viel auch um Proportionen, Linienführung und natürlich darum, welche Farben die richtigen sind." Meist sind es ganze Looks, die Boris Schritt für Schritt erklärt. Zeit, dass wir ebenfalls in den Genuss kommen!

Step-by-Step-Tutorial: Der perfekte Alltags-Make-up-Look nach Boris Entrup

◢ Wir wissen bereits: Alles fängt mit der richtigen Reinigung an. Danach die Pflege, damit die Haut perfekt aufnahmefähig für das Make-up ist. (Schauen Sie dazu gern noch einmal in Kapitel zwei.) Hyaluron oder ein individuelles Lieblingsprodukt auf die Haut geben, Creme drüber (Sonnenschutz nicht vergessen), und dann ist das Make-up an der Reihe.

◢ Als Erstes wählen wir eine Foundation. Flüssig oder pudrig: Beides geht, man muss nur wissen, wie man das jeweilige Produkt richtig verwendet. Wenn die Foundation pudrig ist, darf die Creme darunter gern ein wenig reichhaltiger sein. Flüssige Make-ups dürfen auch Pflege beinhalten, damit das Resultat schön und natürlich aussieht. "Concealer kommt bei mir erst nach dem Make-up", erklärt Boris. "Wichtig dabei ist, dass man ihn in Position tupft, damit das Produkt auch genau da hinkommt, wo es platziert werden soll."

◢ Anschließend unter dem Auge mit einem *Beautifying Powder* abpudern, also mit einem Puder, das leicht reflektiert. (Achtung: Matte Puder machen gern faltig.) Danach können Sie mit einem losen oder gepressten Puder das restliche Make-up fixieren.

◢ Damit wir auch im Alltag frische und rosige Wangen haben, tragen wir noch ein wenig Bronzer oder Rouge auf – den Bronzer etwas großzügiger, das Rouge etwas pointierter. Damit kann man auch Contouring vornehmen und das Gesicht akzentuieren. Wenn es nach dem Profi geht, ist ein leichtes Contouring ein absolutes *Must-have!* "So dezent, dass es kaum auffällt, macht es trotzdem einen genialen Unterschied! Einfach mit einem Contouring-Pinsel das Puder unterhalb des Wangenknochens auftragen – bis zum Ohr –, nur nicht zu weit zur Nase hin, sonst rutscht die Wange optisch nach unten."

◢ Als Nächstes sind die Augenbrauen an der Reihe. Dabei gilt es zunächst einmal, die Augenbrauen mit einer Augenbrauen-Mascara in Position zu bringen. Augenbrauen geben dem Gesicht Ausstrahlung, daher sollte man sie auf keinen Fall vergessen. Und Achtung: bloß nicht wegzupfen, sondern lediglich in Form bringen, wenn die Brauen nicht sauber in Form wachsen. Bei den Augen ist es wichtig, die eigene Augenfarbe in den Fokus zu rücken. Das machen Sie, indem Sie mit Kontrasten spielen. So kann das Augenweiß besser wirken. Augenweiß und schwarze Mascara bilden den größten Kontrast, den wir im Gesicht erzeugen können. Zum Schluss nehmen wir einen Cremelidschatten, der nach dem Auftragen pudrig und wasserfest wird. Dieser hält den ganzen Tag und kann sogar mit den Fingern aufgetragen werden.

◢ Der perfekte Augenaufschlag: die Wimpern beim Eincremen mit der Tagespflege aussparen. Stattdessen einmal pro Woche ein Pflegeserum auftragen. Es gibt spezielle Wimpernpflegeprodukte, die Feuchtigkeit spenden und sich ähnlich wie Mascara mit einem Applikationsbürstchen auftragen lassen. Bei der Farbe gilt: immer zuerst die Ansätze tuschen. Zehnmal die Ansätze, zwei- bis dreimal die Längen und Spitzen und die kleinen Wimpern im inneren Augenwinkel nicht vergessen. Wenn kaum noch Produkt im Bürstchen ist, die langen Wimpern am äußeren Augenwinkel tuschen.

 Und *last, but not least*: die Lippen. Unseren Mund können wir mit einem Lipliner in Lippenfarbe optimieren, die Linien nachziehen und mit Lipliner ausmalen. Das erhöht die Haltbarkeit. Dann einen Lippenstift oder ein Gloss auftragen. Alles in der eigenen Lippenfarbe – und schon ist der Alltagslook perfekt!

Boris' Profitipp zum Thema Lippen

Wenn Sie das Nachziehen der Lippenlinien perfektionieren möchten, empfiehlt es sich, mit einem schwarzen Kajal zu üben. Es geht nicht darum, dass schwarzer Lippenstift sonderlich sexy ist (Geschmackssache), sondern darum, dass schwarz einen Kontrast zur Haut bildet. Das Auge muss erst einmal lernen, die Schärfe und Form wirklich zu erkennen. Wenn Sie sich nun also mit einem schwarzen Kajal vor den Spiegel setzen und die Lippen umranden, sehen Sie ganz bewusst, welche Form und welche Kontur entstehen muss. Und wenn Sie den Bogen raushaben, können Sie das nächste Mal zum roten Lipliner greifen. "Dieses Wahrnehmen und Erkennen bringt unheimlich viel Freude. Dabei gehen einem Tausende Lichter auf. Sobald die Form stimmt, ist die Farbe des Lippenstiftes zweitrangig. Gut auftragen, gleichmäßig auftragen. Dann sieht jeder Mund toll aus", findet Boris.

 Jennys persönlicher Beauty-Tipp: Concealer

Nach 16 Jahren Frühstücksfernsehen, als Mama und Geschäftsführerin von zwei Firmen ist Concealer Jennifers Wunderwaffe gegen müde Augen. Ihr Tipp: Viele haben einen leichten Blaustich unter den Augen. Um den perfekt abzudecken, einfach die komplementäre Farbe nehmen: orange! "Probiert es aus – ich schwöre drauf." Und für Extra-Wimpernvolumen: Einfach ein bisschen losen Puder auf einen Pinsel streuen und damit die ungeschminkten Wimpern abpudern. Danach die Wimpern normal tuschen. So kann die Mascara ein tolles Volumen aufbauen, weil die Farbe sich am Puder festhält und so die Wimpern voller wirken lässt! Das probieren wir doch gleich mal aus, oder?

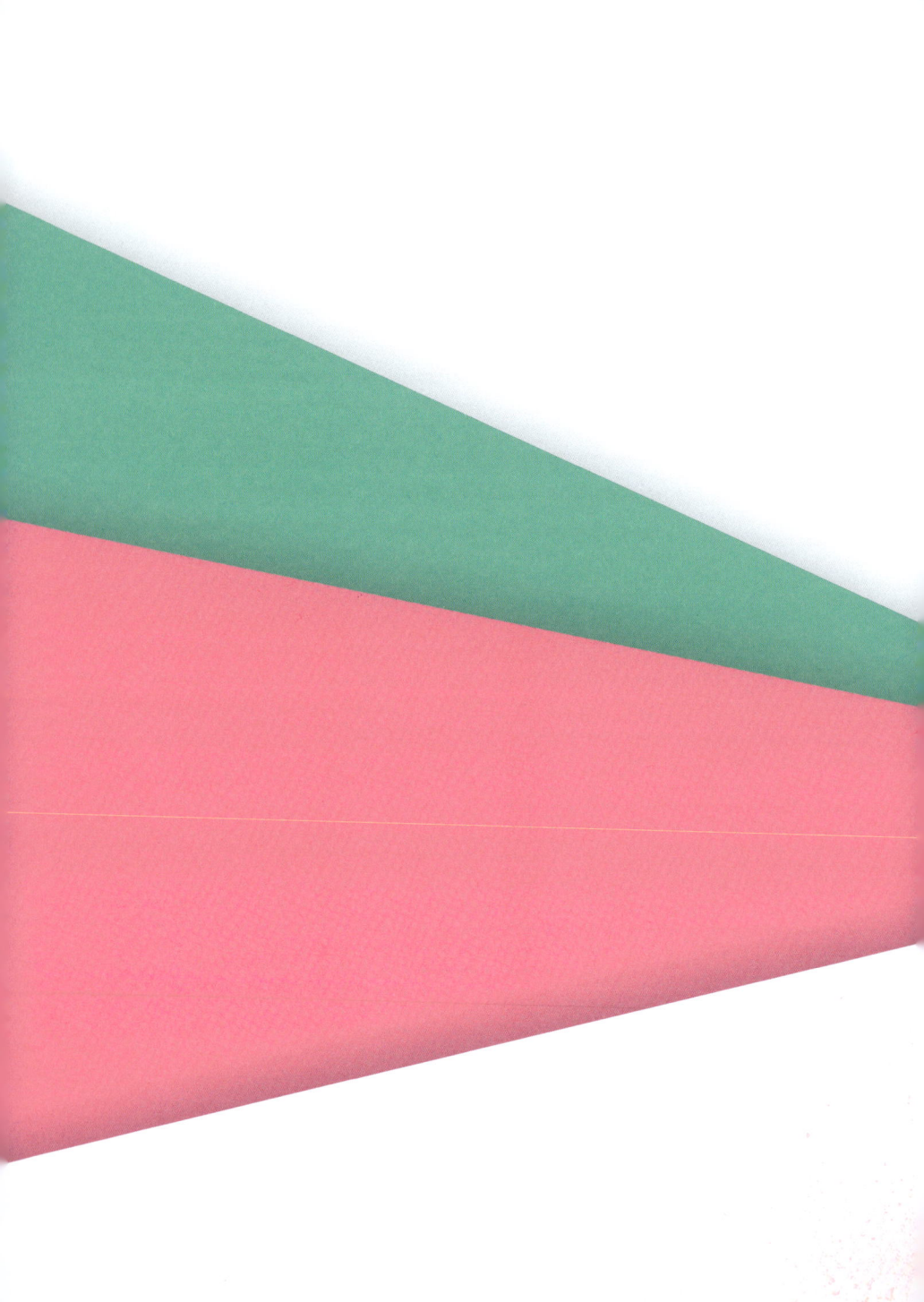

(Anti-)Aging:
AUS ERFAHRUNG LERNEN

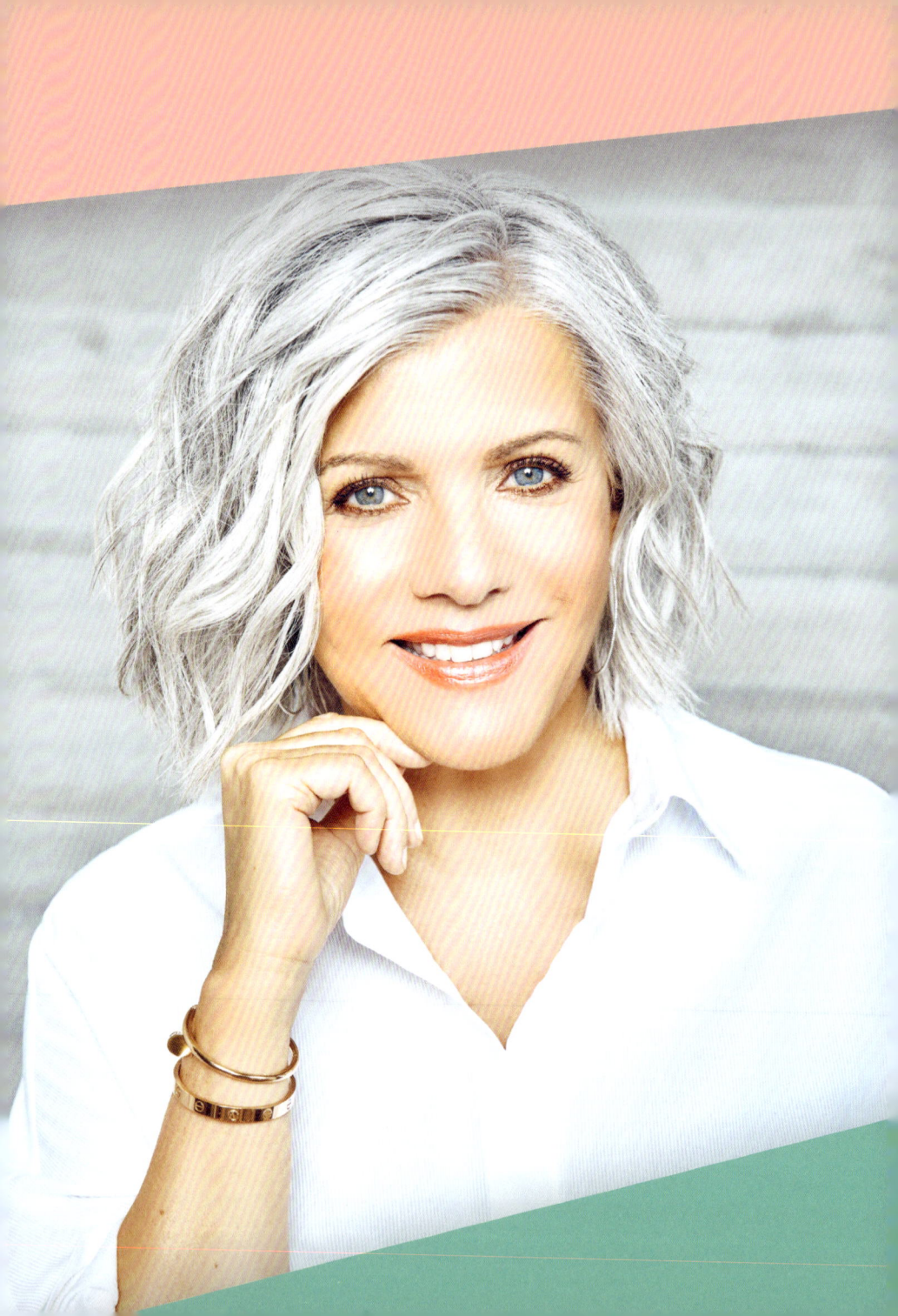

Birgit Schrowange

"Life! – Die Lust zu leben" ist nicht nur der Titel einer ihrer bekanntesten Sendungen, es könnte auch der Titel ihres Lebens sein. Birgit Schrowange blickt auf stolze vierzig Jahre TV-Karriere zurück. Vierzig Jahre, in denen sie viel über Glück und Selbstbestimmung gelernt hat. Wurde ihr damals noch von Produzenten vorgeschrieben, wie sie auszusehen und was sie zu sagen hat, so steht sie heute selbstbewusst für die Dinge ein, die ihr wichtig sind. Dazu gehören auch ihre grauen Haare, wie sie Jenny im Podcast verrät. Überfärben ist nicht mehr. Birgits Beauty-Geheimnis ist ganz einfach: unabhängig bleiben und das Leben in vollen Zügen genießen.

Zur Podcast-Folge

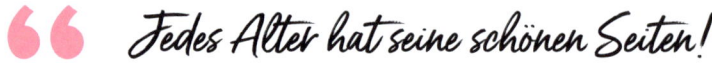

Jedes Alter hat seine schönen Seiten!

Jenny: "Es mag wie ein Klischee klingen, aber ein großes Schönheitsgeheimnis ist ja bekanntlich Glück."

Birgit: "Absolut. Die Glückskurve geht ab 54 Jahren hoch, liebe Jenny. Manche Menschen strahlen im Alter Neid und Härte aus. Meiner Meinung nach sollte man das Älterwerden viel lockerer nehmen. Jedes Alter hat seine schönen Seiten."

In jungen Jahren war die ehemalige RTL-Moderatorin oft gehetzt. War das eine Projekt abgedreht, jagte sie gleich schon dem nächsten großen Job hinterher. "Ich habe oft gar nicht gemerkt, wie beliebt oder erfolgreich ich war, obwohl ich drei eigene Sendungen hatte", reflektiert die TV-Ikone die *Rushhour* ihres Lebens. Auch wenn es von außen oft so scheint: Die Welt des Fernsehens ist nicht immer glänzend. Konkurrenz, Neid und Vergleiche – all das gehörte wie selbstverständlich für Birgit dazu. Als Gesicht vor der Kamera wurde sie viel von anderen Menschen bewertet. Mal waren ihre Haare "zu blond", dann "zu dunkel" oder "zu lang" – sie war "zu dick", "zu dünn" oder trug das falsche Outfit.

Ende der 70er-Jahre arbeiteten fast ausschließlich Männer beim Fernsehen, von denen sie sich sagen lassen musste, was sie zu tun und lassen hatte. "Frauen waren Ansagerinnen, Assistentinnen und hatten gar nichts zu melden." Heute ist es der gelernten Rechtsanwaltsgehilfin daher umso wichtiger, unabhängig zu sein. Sowohl was ihre Finanzen als auch ihr Aussehen betrifft. Umso glücklicher macht es sie zu sehen, dass immer mehr Frauen selbstbewusst für ihre Rechte einstehen. Und dass Mode, Make-up und Haartrends deutlich freier interpretiert werden als noch zu ihrer Zeit.

Bereits mit Anfang dreißig sprossen bei Birgit die ersten grauen Strähnen. Für sie kein Problem: "Ich hatte schon immer die grauen Haare der israelischen Sängerin Daliah Lavi bewundert." Für ihren damaligen Chefredakteur waren die grauen Haare allerdings sehr wohl ein Problem: "Er sah mich an und sagte: 'Na servus, du musst aber bitte die Haare färben. Was sollen denn die Zuschauer denken?'"

Ja, was sollten sie denken? Vielleicht, dass graue Haare zu bekommen ein ganz normaler Prozess ist. Verantwortlich für die Färbung unserer Haarpracht – egal ob blond, braun oder rot – ist das Pigment Melanin. Fehlt es dem Körper an der Aminosäure Tyrosin, wird weniger Melanin produziert. Die Folge ist das Ergrauen der Haare, wobei sich zunächst nur einige wenige Haare entfärben. In den meisten Fällen sind Erbanlagen die Ursache. Es liegt also in den Genen, wann es bei Ihnen losgeht. Natürlich können Sie die Strähnen überfärben, wenn sie Ihnen unangenehm sind. Das sollte letztlich jede/-r selbst entscheiden.

Tipp der BUNTE-Redaktion: Der Granny Look

Mit dem richtigen Styling und Selbstbewusstsein ist der sogenannte *"Granny Look"* ein echter Hingucker und sexy noch dazu. Damit graue Haare einen angesagten silbrigen Schimmer bekommen, können Sie spezielle Silbershampoos und -conditioner verwenden. Diese sind mit blauen und violetten Farbpigmenten angereichert, die sich auf die Haare legen. Lassen Sie die Produkte am besten für einige Minuten einwirken, ehe Sie sie auswaschen, so kommt der Effekt perfekt zur Geltung. Eine Anwendung pro Woche ist völlig ausreichend.

Anti-Aging: Ein Muss oder ein Plus?

Viele Frauen setzen sich unter Druck, wenn sie älter werden und versuchen, krampfhaft jung auszusehen. Wenn es nach Birgit geht, ist es das Wichtigste im Alter, Frieden mit sich selbst zu schließen. Ihr persönliches Vorbild ist die Schauspielerin Jane Fonda. Klar, Frau Fonda hat sicherlich hier und da etwas an sich machen lassen. Aufsehen erregt sie aber vor allem mit ihrer lockeren Art und dem unermüdlichen Aktivismus angesichts der Klimakrise. "Ich finde es so cool, wie sie zum Demonstrieren auf die Straße geht und sich anschließend mit einem Lächeln im Gesicht festnehmen lässt", schwärmt Birgit und nimmt sich vor, auch nur noch die Dinge zu machen, die sie im Leben wirklich erfüllen. "Die nächsten zwanzig Jahre sollen die besten meines Lebens werden."

Glück und Gelassenheit im Alter. Und wird auch ein bisschen nachgeholfen? Na, logisch. Scherzend erklärt Birgit: "In meinem Badezimmer sieht's aus wie in einer Reparaturwerkstatt. Überall steht *Repair & Anti-Aging* dran." Glückliches Altern schließt eine gute Anti-Aging-Pflege eben nicht aus. Neben Feuchtigkeitscremes und Seren setzt der TV-Star auf Masken, die hin und wieder in ihre Pflegeroutine integriert werden. "Das müssen nicht immer die teuersten sein, aber man sollte die Haut immer gut pflegen."

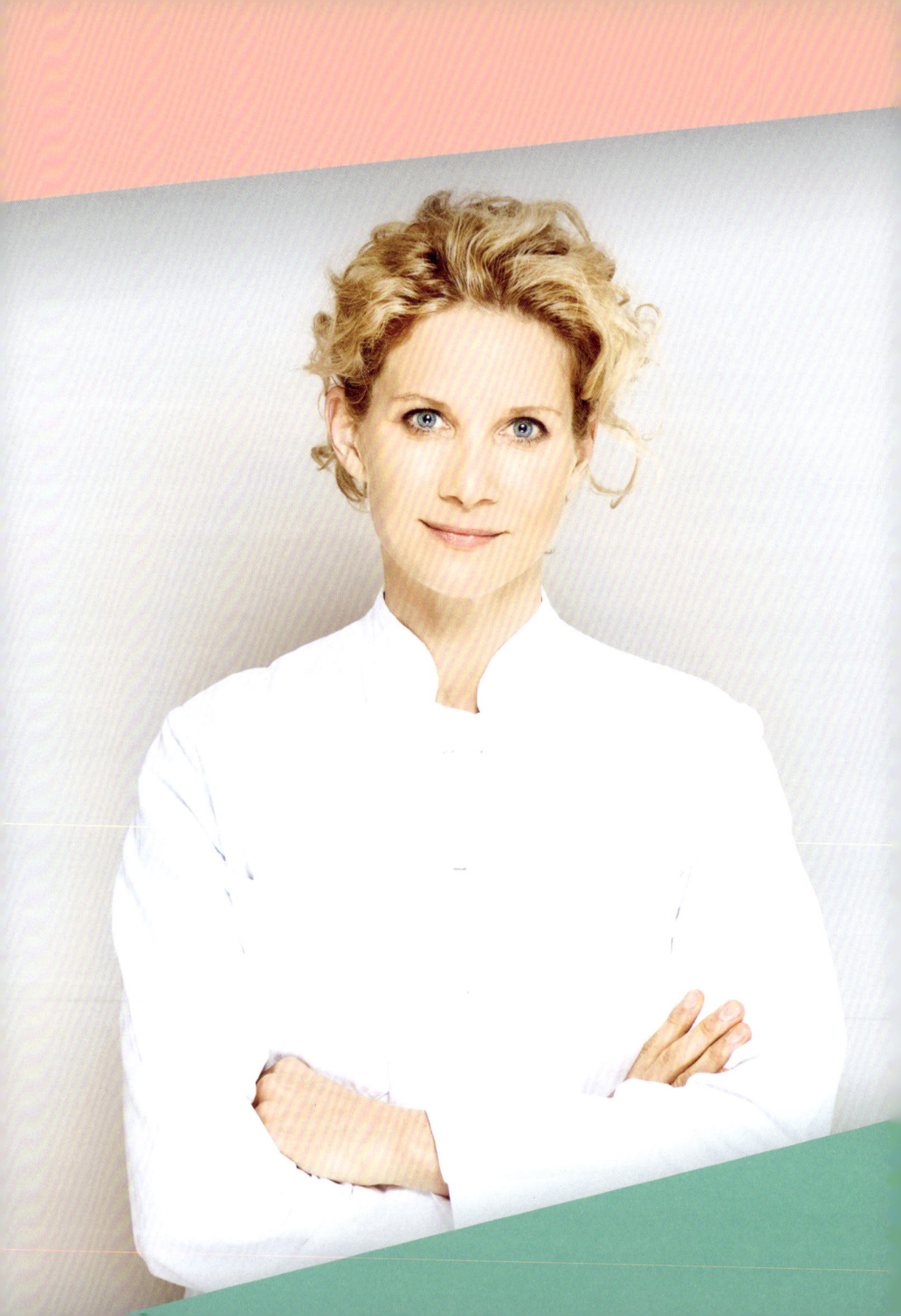

Susanne Steinkraus

Das Leben macht sich im Gesicht bemerkbar – und das ist gut so. Ein Gesicht mit kleinen Fältchen zeugt von Erfahrung, und der Mensch dahinter hat viele Geschichten zu erzählen. Dr. Susanne Steinkraus ist ein großer Fan von der ein oder anderen Falte. Im BUNTE VIP GLOSS-Gespräch mit Jenny erklärt die erfahrene Fachärztin für Dermatologie, was unser größtes Organ mit dem zunehmenden Alter besonders braucht.

Zur Podcast-Folge

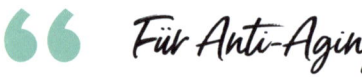 *Für Anti-Aging ist es nie zu spät.*

"Ich sage immer, eine gepflegte Falte ist viel, viel schöner als ein ganz glattes Gesicht." In ihrer Hamburger Praxis für Dermatologie und Ästhetik hat Dr. Steinkraus es tagtäglich mit Menschen zu tun, die sich mit dem Wunsch nach strafferer Haut an sie wenden. Dabei muss es ihrer Ansicht nach nicht immer gleich die Botoxbehandlung sein. Es gibt viele Cremes und Seren, die in jedem Alter ganz hervorragend wirken. Zu ihren Lieblingsstoffen gehören Retinol, Vitamin C und Hyaluron. Sie alle versorgen die Haut mit Feuchtigkeit und gehen wirksam gegen kleine Fältchen und Pigmentflecken vor. Und wann sollte man damit anfangen? "Im Grunde kann man kaum früh genug anfangen, es ist aber auch nie zu spät, mit der Anti-Aging-Pflege loszulegen." Ab dem 25. Lebensjahr ist der Stoffwechsel so programmiert, dass die Bildung von Kollagen, also Strukturproteinen im Bindegewebe, nachlässt. Das merkt man zunächst nicht sofort. Es wird in der Nacht des 25. Geburtstags kein Schalter umgelegt, der Falten entstehen lässt. Aber mit der Zeit verzeiht der Körper eben nicht mehr ganz so leicht. Möglichkeiten, dem ein wenig entgegenzuwirken, gibt es aber zur Genüge.

Ganz entscheidend, wenn es um den Erhalt unserer Schönheit geht, ist natürlich der eigene Lebensstil. Zugegeben, das klingt immer etwas abgedroschen und anstrengend. Aber Dinge wie ausreichender Schlaf, eine gesunde Ernährung, Bewegung und Alkoholkonsum nur in Maßen sind in ihrer Wirkung nicht zu unterschätzen. Am zweitwichtigsten ist der tägliche Schutz vor der Sonne, dem wir uns bereits in Kapitel zwei gewidmet haben. Und dann gibt es natürlich noch entsprechende Wirkstoffe, die uns im Alltag zuarbeiten und den Körper bei seiner Aufgabe unterstützen, Kollagen neu zu bilden, den Zellstoffwechsel lebendig zu halten und die Abstimmungsprozesse anzuregen. Ein Wirkstoff, der besonders häufig in der Better-Aging-Kosmetik verwendet wird, ist Q10. Koenzym Q10 oder auch Ubichinon-10 ist ein fettlösliches Molekül in unserem Körper, das die Zellen zur Energiegewinnung benötigen. In zu hoher Konzentration führen freie Radikale zu oxidativem Stress, der die Zellen schädigt und auch die Hautalterung beschleunigt. Q10 sorgt ähnlich wie ein Vitamin dafür, dass freie Radikale abgewehrt werden und die Haut vor Entzündungen geschützt wird.

Same same but different:
Pigment- und Altersflecken

Nanu, wo kommen denn all die Pünktchen her? Pigmentflecken bilden sich mit der Zeit vor allem an den Händen,
im Dekolleté, an den Unterarmen oder auch im Gesicht.
Aber was hat es damit eigentlich auf sich? Unter dem Begriff Pigmentierungsstörungen fassen Dermatologen/
Dermatologinnen alle Arten einer veränderten Färbung
der Haut und der Schleimhäute zusammen. Dass Mittel-
europäer/-innen Pigmentflecken haben oder sie im Lauf
ihres Lebens bekommen, ist allerdings völlig normal, wie
uns Dr. Steinkraus versichert. "Aus medizinischer Sicht sind
die Farbveränderungen meist absolut harmlos." Dennoch:
Viele Menschen empfinden sie als unschön und störend,
insbesondere wenn die Pigmentstörungen an prominenten Körperpartien (zum Beispiel im Gesicht) auftreten.
Die gute Nachricht: Gerade bei Sonnen- und Altersflecken
gibt es verschiedene Möglichkeiten, die bräunlichen Haut-
verfärbungen zu entfernen oder zumindest zu mildern.
Verantwortlich für Pigmentflecken sind die sogenannten
Melanozyten. Diese Zellen in der obersten Hautschicht
stellen Melanin her. Der Farbstoff kommt beim Menschen

in einer braun-schwärzlichen und einer helleren gelblich-rötlichen Variante vor und schützt die Haut vor UV-Strahlung. Abhängig vom Erscheinungsbild und den Ursachen unterscheiden Mediziner/-innen mehrere Arten von Pigmentflecken.

◢ Leberflecken und Muttermale

Leberflecke entstehen durch eine Anhäufung von melanin-produzierenden Zellen in der Haut. Sie zeigen sich hell- bis dunkelbraun, manchmal sogar fast schwarz und scharf begrenzt. Mediziner/-innen sprechen von Pigmentnävi, umgangssprachlich kennt man sie als Muttermale. Das ist allerdings nicht ganz korrekt, wie Dr. Steinkraus aufklärt: "Der Begriff Muttermal umfasst noch andere gutartige Veränderungen von Haut oder Schleimhäuten."

In hiesigen Breiten hat praktisch jeder Mensch schon als Kind Leberflecke, und im Lauf des Lebens werden es oft mehr. Häufig finden sie sich an Körperpartien, die einer hohen Sonnenbestrahlung ausgesetzt sind. Dazu zählen neben Gesicht, Nacken und Händen auch Oberarme, Schultern oder das Dekolleté. Die meisten Leberflecken sind unbedenklich, dennoch kann sich aus ihnen Hautkrebs entwickeln. Wenn sich Leberflecken vergrößern, aufhellen, verdunkeln, jucken, bluten, nässen oder sich anderweitig verändern, sollte deshalb ein/-e Dermatologe/Dermatologin aufgesucht werden. Dr. Steinkraus rät, regelmäßig Vorsorge-untersuchungen auf Hautkrebs durchführen zu lassen.

◢ Sommersprossen (Epheliden)

Sommersprossen treten vor allem bei Menschen mit hellem Hauttyp auf, in der Regel bereits in der Kindheit oder der frühen Jugend. Die kleinen rötlich-braunen Pigment-flecken zeigen sich bevorzugt dort, wo das Sonnenlicht ungehindert auf die Haut fällt, also im Gesicht, an Unter-armen und Händen sowie am Dekolleté. Ein Grund für die Sprossen ist, dass die Melanozyten bei entsprechend ver-anlagten Personen unter dem Einfluss von UV-Strahlung vermehrt Pigment produzieren. Der Farbstoff häuft sich in der tiefsten Schicht der Oberhaut an und sorgt so für die harmlosen Fleckchen, die im sonnenärmeren Herbst und Winter blasser werden.

◢ Altersflecken

Ob Handrücken, Unterarme, Gesicht oder Dekolleté: Alters-flecken (Lentigo senilis) beziehungsweise Sonnenflecken (Lentigo solaris) bilden sich in Hautregionen, die über viele

Jahre der Sonne ausgesetzt sind. Das heißt, sie häufen sich ab dem vierzigsten Geburtstag und sind bei Menschen über sechzig der "Normalfall". Doch auch jüngere Menschen können diese gelblich-braunen bis dunkelbraunen Pigmentflecken bekommen. "Altersflecken entstehen, weil sich an den betroffenen Stellen in der Oberhaut vermehrt Melanin einlagert", erklärt Dr. Steinkraus. Sie können winzig klein, aber auch mehrere Zentimeter groß sein. Auch ihre Form variiert von rundlich über oval bis hin zu unregelmäßig begrenzten Flecken. Anders als Sommersprossen verblassen sie kaum, wenn im Herbst und Winter die UV-Belastung sinkt. Aber auch Altersflecken sind in der Regel ungefährlich. Da bestimmte Arten von Hautkrebs ähnlich aussehen können, sollten die Pigmentflecken im Rahmen der Hautkrebsvorsorge allerdings alle zwei Jahre untersucht werden.

◢ Chloasma/Melasma

Ursache für diese Art von Pigmentflecken sind hormonelle Veränderungen. In der Regel werden diese bedingt durch eine Schwangerschaft, die Einnahme der Pille oder eine Hormonersatztherapie in den Wechseljahren. Deshalb treten die ockerfarbenen bis hellbraunen flächigen Verfärbungen fast ausschließlich bei Frauen auf. Sie machen sich im Bereich von Oberlippe, Stirn, Schläfen und Wangen bemerkbar. Doch keine Sorge: "Nach der Entbindung beziehungsweise nach dem Absetzen der Pille oder des Hormonersatzes können sich die dunkler pigmentierten Stellen im Gesicht wieder normalisieren", verrät die Expertin. Manchmal ist auch eine Therapie erforderlich. Vorbeugen kann man hierbei leider nur bedingt. Bei manchen Frauen handelt es sich um eine genetische Veranlagung. Es kann aber auch eine hormonelle Umstellung der Grund für die Hyperpigmentierung sein. Welche Form auch vorliegt: Das UV-Licht verstärkt ihre Intensität und Menge. Deshalb ist das A und O ein ausreichender Sonnenschutz (UV A und UV B, insbesondere bei verstärkter UV-Belastung im Urlaub).

Methoden zur Behandlung von Pigmentflecken

◢ Lasern

Um Altersflecken zu entfernen, gibt es mehrere Methoden. Die effektivste ist das Lasern.

Beim Lasern werden die Pigmentansammlungen durch das energiereiche Laserlicht zertrümmert und anschließend von den Zellen der körpereigenen Abwehr entsorgt.

Da es dabei zu einer beabsichtigten Entzündung kommt, kann die gelaserte Haut in den ersten Tagen anschwellen, sich röten und sonnenbrandähnlich brennen. Nach zwei Wochen sind die behandelten Stellen weitgehend abgeheilt, bleiben aber noch eine Weile besonders empfindlich. Deshalb sollten Sie in den ersten acht Wochen nach einer Laserbehandlung nicht ohne entsprechenden Schutz in die pralle Sonne gehen. Je nach Größe und Ausprägung der Hyperpigmentierung werden ein bis zwei Therapiesitzungen benötigt, um Altersflecken vollständig zu entfernen.

◢ **Chemische Peelings**

Eine weitere Möglichkeit, Pigmentflecken zu behandeln, sind Peelings mit chemischen Substanzen wie Fruchtsäure oder Trichloressigsäure, bei denen sich die obersten Hautschichten mit den Pigmentansammlungen ablösen. Anschließend wächst dort neue, hellere Haut nach.

Aber Vorsicht: Eine Peelingbehandlung kann die Haut reizen und birgt in der ersten Zeit die Gefahr neuer Pigmentstörungen und Hautirritationen. Deshalb sollte ein chemisches Peeling nur von erfahrenen Dermatologen/ Dermatologinnen durchgeführt werden. Je nach Ausmaß der Flecken können auch hierbei mehrere Therapiesitzungen notwendig sein. Eine therapiebegleitende Hautpflege mit Sonnenschutz und hautberuhigenden Pflegestoffen ist unverzichtbar.

◢ Bleichcremes und Hausmittel

Vergleichsweise günstig, einfach anwendbar und deshalb recht beliebt bei Pigmentflecken sind Bleichcremes aus Apotheken und Drogerien. Inhaltsstoffe wie Vitamin C, Brunnenkresse-Extrakt, Hydrochinon oder Kojisäure sollen Sommersprossen und Altersflecken aufhellen oder auch die Pigmentbildung drosseln. "Damit sich der Effekt entfalten kann, muss die Bleichcreme über einen längeren Zeitraum aufgetragen werden", erklärt Dr. Susanne Steinkraus, warnt aber: "Und selbst dann entspricht das Ergebnis oft nicht den Erwartungen." Zudem führen die Mittel manchmal zu Hautreizungen. Ein weiterer Nachteil ist, dass sich auch normal pigmentierte Hautbereiche durch Cremes bleichen.

Es gibt auch Hausmittel, die sich angeblich zum Bleichen eignen: von Zitronensaft über Essig und Rotwein bis hin zu Knoblauch und Meerrettich. Den Beweis, dass sich Hyperpigmentierungen der Haut damit beseitigen oder zumindest abmildern lassen, konnte aber bis heute keine dieser Substanzen erbringen. Deswegen und wegen möglicher

Hautirritationen rät Dr. Steinkraus von Hausmitteln zur Behandlung von Pigmentflecken ab.

◢ JetPeel, TDA & Needling

Eine schonende Methode zur Behandlung von Pigmentflecken sind JetPeel-Produkte. Dabei werden Wirkstoffe über einen Wirkstoffstrahl, der mit hoher Geschwindigkeit auf die Hautoberfäche trifft, schmerz- und berührungsfrei in die Haut eingebracht, die das Pigment eliminieren.

Die Transdermale Applikation (TDA) ist ebenfalls sehr schonend, mild und aufgrund des Flüssigkeitsstrahls eine berührungsfreie Methode, die als sehr angenehm und hautberuhigend empfunden wird. Durch Mikroverletzungen beim Microneedling werden Wirkstoffe in die Haut eingebracht. Das Pigment wird auf diese Weise aus der Haut geschleust.

◢ HydraFacial

Dr. Susanne Steinkraus empfiehlt bei der Behandlung von Pigmentflecken ein regelmäßiges HydraFacial. Die Vielfalt der Seren und die Eignung für jeden Hauttyp sind besondere Vorteile dieser Anwendung. Säurepeeling und Wirkstoffzufuhr bewirken zudem eine Verbesserung der Hyperpigmentierungen. Die Hautbehandlung erfolgt dabei in vier Schritten:

- ◢ **Hautabtragung:** Als Erstes werden abgestorbene Hautzellen entfernt, und gesunde, frische Haut kommt zum Vorschein.
- ◢ **Säurepeeling:** Ein sanftes Peeling hilft, Ablagerungen in den Poren aufzuweichen, und bereitet die Tiefenausreinigung vor.
- ◢ **Tiefenausreinigung:** Unreinheiten und gelöste Talgablagerungen werden durch ein Vakuum aus der Porenstruktur herausgezogen.
- ◢ **Hydration:** Antioxidantien, Vitamine, Mineralien und Hyaluronsäure werden in die Haut eingeschleust.

◢ Vorbeugung durch Pflege

Um bei der Beauty-Routine langfristig Pigmentflecken vorzubeugen, dürfen bestimmte Pflegeprodukte nicht fehlen. "Milde Reinigungsprodukte, Sonnencreme oder gern auch Puder sind besonders ergiebig", erklärt die Dermatologin, "sowie verschiedene Kosmetikprodukte, deren Inhaltsstoffe hautaufhellend sein können." Dazu zählen etwa Tranexamsäure und Kojisäure und Produkte mit reichlich Feuchtigkeitspflege und Antioxidantien. In ihrer Praxis stellen Dr. Steinkraus und ihr Team ihren Patienten und Patientinnen ein individuelles Behandlungsprogramm nach Hautanalyse zusammen.

Augenpflege: Das braucht die empfindliche Haut um die Augen jetzt

Die Haut um die Augen braucht eine spezielle Pflege, da sie besonders dünn ist. Im restlichen Gesicht sind die Talgdrüsen weitaus verbreiteter. Egal in welchem Alter, aber besonders ab 25 Jahren empfiehlt Dr. Steinkraus für die Pflege der Augen: Sonnenschutz und regelmäßige Anwendungen mit Pflegeprodukten wie Augenpads oder Masken und natürlich Präparate mit Vitamin C und Retinol – allerdings in geringerer Dosierung als im übrigen Gesicht.

Dunkle Augenringe

Dunkle Augenringe können durch Flüssigkeits-, Schlaf- oder Eisenmangel verursacht werden, aber auch der Konsum von Nikotin und Alkohol sowie Erkrankungen von Nieren und Schilddrüse können ein Auslöser sein. "Die typische dunkle Schattierung entsteht, weil die Blutgefäße durch die sehr dünne Haut im Bereich der Augen durchschimmern", erklärt Dr. Susanne Steinkraus. Um dies zu verhindern oder zu minimieren, sollte man auf den Konsum der genannten

Substanzen verzichten, regelmäßig Sport treiben und ausreichend schlafen. So weit, so gut. Steckt ein Mangel oder eine Grunderkrankung dahinter, so muss dies natürlich behandelt werden. Es gibt aber auch genetisch bedingte Augenringe ohne weitere erkennbare Ursachen. Hier kann eine verstärkte Pigmentierung oder sehr dünne Haut im Bereich der Unterlider ursächlich sein. Spezielle Cremes oder Injektionen mit Hyaluronsäure können dann helfen.

Tränensäcke

Neben Fältchen und Augenringen sind vor allem Tränensäcke ein Thema, das viele Frauen beschäftigt. Zugegeben: Tränensäcke können uns in jedem Alter begegnen. Grund für ein Erschlaffen der Unterlider und ein Anschwellen der Augenringe ist oft eine genetische Disposition. Da die Haut unter den Augen sehr dünn ist, hängt sie zunächst schlaff herunter. Mit der Zeit sammeln sich in den Tränensäcken Fett und Wasser an, wodurch es zur Aufpolsterung kommt. In dem Moment, in dem sich das Fett einlagert, bilden sich chronische Tränensäcke aus – und in der Regel leider nicht so einfach von selbst wieder zurück. Ein paar Tricks und Hausmittel haben wir dank unserer Expertin aber dennoch auf Lager.

Bei Tränensäcken handelt es sich um die erschlaffte Haut der Unterlider. Durch eine Ansammlung von Wasser oder Fettgewebe können diese verstärkt in Erscheinung treten. Handelt es sich um eine Einlagerung von Fett, so bilden sich die Tränensäcke nicht von allein zurück. Handelt es sich um Wasser, so bestehen die Schwellungen meist nur kurzfristig und verschwinden entweder von allein oder durch Lymphdrainage wie Kühlung und Massage.

Die Entstehung chronischer Tränensäcke ist in der Regel genetisch bedingt. Man kann deren Ausbildung durch das Verwenden der richtigen Augencremes (diese unbedingt einklopfen!) und Vermeidung extremer Manipulation (Augenreiben, aggressives Schminken/Abschminken) verzögern. Es helfen auch minimalinvasive Verfahren, die der Gewebestraffung dienen wie zum Beispiel Radiofrequenzneedling. Sind die Tränensäcke sehr stark ausgeprägt, so hilft häufig nur noch eine Operation.

Wenn Tränensäcke durch Stress oder Übermüdung entstehen, können wir mit ein paar einfachen Hausmitteln eine Linderung erzielen. Schwarzer Tee wirkt aufgrund der enthaltenen Gerbstoffe beruhigend und abschwellend. Man sollte jedoch darauf achten, dass diesem keine weiteren Aromen zugefügt wurden. Einfach den eingeweichten Teebeutel ausdrücken, abkühlen lassen und für 10 bis 15 Minuten auf die geschlossenen Augenlider legen. Und auch die bekannten Gurkenscheiben haben durchaus einen Effekt. So gilt der Gurkensaft selbst als Feuchtigkeitsspender, während die Kühlung das Abschwellen der Lider fördert. Kalte Löffel können ebenfalls helfen. Durch den gefäßverengenden Effekt der Kälte können die Lider abschwellen. Aber Vorsicht: Bitte legen Sie den Löffel nicht in das Gefrierfach! Ist dieser nämlich zu kalt, so kann die reaktive Hyperämie im Anschluss einen gegenteiligen Effekt haben oder Verletzungen von Haut und Augen hervorrufen.

Milien

Bei Milien handelt es sich um stecknadelkopfgroße, mit Hornperlen gefüllte Epithelzysten. Es besteht keine offene Verbindung zur Oberfläche der Haut. "Eine Gefahr stellen sie nicht dar, für manche Patienten/Patientinnen sind sie allerdings kosmetisch störend", berichtet Dr. Steinkraus. "Sie entwickeln sich zumeist spontan aus der Epidermis, den Haarfollikeln oder den Ausführungsgängen von

Schweißdrüsen, können aber auch im Rahmen von Krankheiten, Verletzungen oder Syndromen entstehen. Eine mangelnde Hautpflege spielt dabei keine Rolle." Wie also werden wir sie wieder los? Milien verschwinden in der Regel nicht von allein (eine Ausnahme stellen die des Säuglings dar, diese bilden sich für gewöhnlich in den ersten sechs Wochen zurück). Dr. Steinkraus empfiehlt, die Entfernung von einem/-r ausgebildeten Kosmetiker/-in durchführen zu lassen. Dabei wird das Milium mit einer Kanüle oder einer Lanzette angeritzt und der Inhalt vorsichtig herausgedrückt.

Wie wir bereits in unserem Pflegekapitel gelernt haben, ist die Haut der Augenpartie besonders dünn und empfindlich, daher sollte die verwendete Pflege in diesem Bereich reizarm sein. Unter anderem empfiehlt es sich daher auch, auf Zusätze wie Duftstoffe, Alkohol oder künstliche Öle zu verzichten. Um diesen Bereich mit Feuchtigkeit zu versorgen, können Sie zu Produkten mit Hyaluron und Glyzerin greifen. Vitamin C und A können zudem helfen, die Kollagensynthese anzuregen. Achten Sie beim abendlichen Abschminken darauf, nicht zu kräftig am Auge zu reiben – dies verstärkt die Gewebeerschlaffung.

Außerdem gilt:

◢ Trinken Sie ausreichend Wasser, das ermöglicht der Lymphe, besser zu arbeiten, und lässt Stoffwechselprodukte besser abtransportieren.

◢ Legen Sie Ihren Kopf beim Schlafen auf ein erhöhtes Kissen. Auch das steigert den Lymphfluss.

◢ Kühlen Sie Ihre Augen, um Schwellungen zu reduzieren, und massieren Sie sie mit einem Jaderoller (siehe Kapitel zwei).

◢ Lymphdrainage: Klopfen oder streichen Sie über die Tränensäcke und gönnen Sie sich eine wohltuende Gesichtsmassage.

So verändert die Haut sich in den Wechseljahren

Hormone beeinflussen unsere Haut enorm. Spürbar wandelt sich die Haut bei den meisten Frauen daher in ihren Wechseljahren, wenn es zu einem Rückgang weiblicher Geschlechtshormone, insbesondere des Östrogens, kommt. Ab einem Alter von vierzig Jahren sinkt der Östrogenspiegel. Mit etwa fünfzig Jahren wird schließlich kaum noch Östrogen in den Eierstöcken gebildet. Und auch die Aktivität der Fibroblasten, also der Hauptzellen des Bindegewebes, die für die Regeneration und Festigkeit der Haut zuständig sind, nimmt dann deutlich ab. Dadurch werden weniger Kollagen, Elastin und Hyaluronsäure gebildet – was wiederum dazu führt, dass die Haut dünner, schlaffer und trockener wird und oft spannt und juckt. Reifere Haut kann zudem mechanischen Belastungen nicht mehr so gut standhalten, weshalb wir mit dem zunehmenden Alter auch vermehrt blaue Flecken und Falten bekommen: "Das liegt am Abbau von Kollagen und Fettgewebe – meistens an Stellen, an denen man es lieber nicht haben möchte", bekennt Dr. Steinkraus, die in solchen Fällen gern mit Endokrinologen/Endokrinologinnen zusammenarbeitet.

Die Hormonspezialisten/Hormonspezialistinnen können mithilfe von Laboranalysen ergänzend zu ihrer Arbeit an der Haut dabei helfen, im Inneren der Patienten/Patientinnen eine Verbesserung zu bewirken: "Wenn ich Wechseljahresbeschwerden habe und die Haut schlechter wird, lohnt es sich, nicht einfach nur eine Creme zu kaufen, die irgendwo empfohlen wurde. Ein/-e Spezialist/-in kann den eigenen Hormonstatus überprüfen und schauen, ob und inwiefern die Ernährung umgestellt und die Pflege durch pflanzliche Hormone ergänzt werden kann."

Neben einer gesunden Lebensweise kann man durch die Substitution mit Hormonen nicht nur die Begleiterscheinungen der Menopause behandeln, sondern auch die Hautalterung verlangsamen. Sogenannte "Phytohormone" (pflanzliche Wirkstoffe mit hormonähnlicher Wirkung) versprechen eine Verbesserung der Hautdichte und -feuchtigkeit. Die bekanntesten Phytohormone sind Isoflavone aus Soja und anderen Hülsenfrüchten. Hier empfiehlt die Dermatologin aber zunächst eine Absprache mit einem/-r Endokrinologen/Endokrinologin.

Weist die Haut häufige Reizungen auf, führt das zu einer verstärkten Hautalterung, da Schäden, die über UV-Strahlung und oxidativen Stress entstehen, nicht mehr so gut repariert werden können. Und wie wir seit Kapitel zwei bereits wissen: Ist der pH-Wert erhöht, ist der Schutzfilm der Haut in Gefahr! Die Folge sind eine vermehrte Pigment- und Faltenbildung und eine erhöhte Austrocknung. Hinzu kommt, dass der pH-Wert sich mit dem Alter in der Regel erhöht. Für reife Haut gibt es daher Produkte mit einem extraniedrigen pH-Wert, die den pH-Wert auf ideale 4,5 bis 5 senken und damit die natürliche Schutzfunktion der Haut regulieren. Noch wichtiger als ohnehin schon ist demnach mit dem zunehmenden Alter die richtige Balance. Befindet sich der pH-Wert auf einem leicht sauren Level, bremst das die vorzeitige Hautalterung.

Anti-Aging auf die etwas andere Art: Gesichtsyoga

Wer aktiv gegen Falten vorgehen möchte, kann mit dem Gesicht das Gleiche tun, was auch den Körper und Geist fit hält: Yoga. Nehmen Sie dazu den Zeige- und Mittelfinger der Hand, mit der Sie schreiben, und fahren Sie vom Nasenansatz nach oben bis zur Stirnmitte. Dabei soll ein leichter Druck aufgebaut werden. Oben angekommen, fahren Sie mit den Fingern weiter zur rechten Schläfe, dann zur linken.

Massieren Sie auf diese Weise dreimal hintereinander abwechselnd die Stirn und atmen Sie dabei gleichmäßig ein ... und wieder aus.

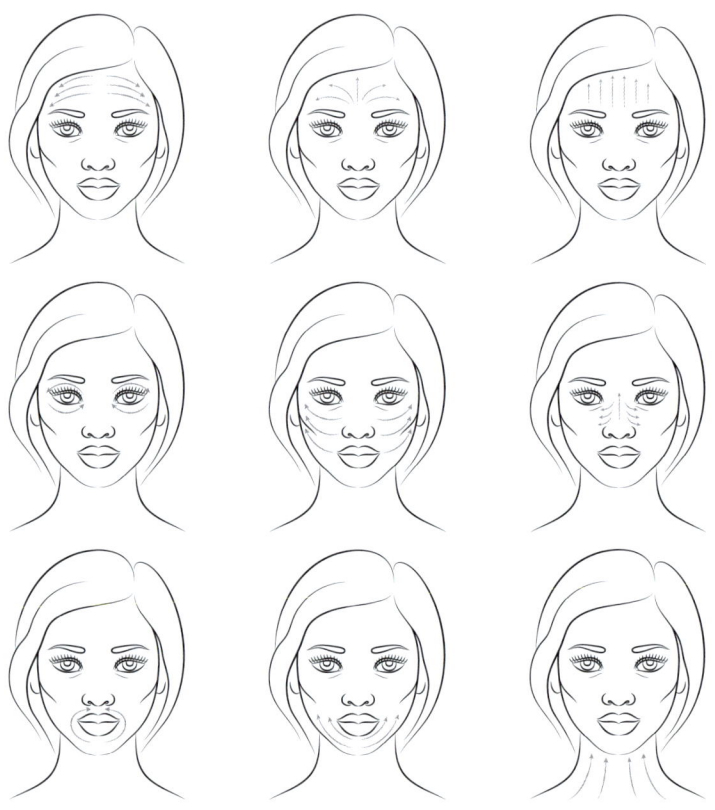

Danach sind die Augen dran. Legen Sie dazu die Mittelfinger beider Hände auf die inneren Augenwinkel und die Zeigefinger auf die äußeren. Heben Sie dann das untere Augenlid so an, dass ein kleiner Schlitz zwischen den Lidern entsteht, und atmen Sie ein. Beim Schließen atmen Sie aus – das verleiht dem Ganzen, wie bereits bei der Übung zuvor, einen gleichmäßigen Rhythmus. Diese Übung können Sie etwa zehnmal wiederholen. Abschließend drücken Sie beide Daumen sanft an beide Seiten der Nasenwurzel. Schließen Sie wieder die Augen und zählen Sie innerlich bis zehn. Na, merken Sie schon, wie viel entspannter Sie sind? Das Gleiche gilt auch für Ihre Haut! Und auch wenn sich nicht sofort auf magische Weise sämtliche Falten in Luft auflösen, so hilft Gesichtsyoga definitiv dabei, das Altern gelassener zu nehmen. Älterwerden hat nämlich eindeutig zu Unrecht ein schlechtes Image, findet auch Jennifer Knäble: "Älterwerden bedeutet für mich, mit 85 Jahren noch gesund zu sein, Händchen zu halten und sagen zu können: Schatz, wir haben das Leben zusammen gerockt! Ich versuche, so gut es geht, das Älterwerden zu akzeptieren und mein persönliches Glück nicht von Äußerlichkeiten oder der ein oder anderen Falte abhängig zu machen."

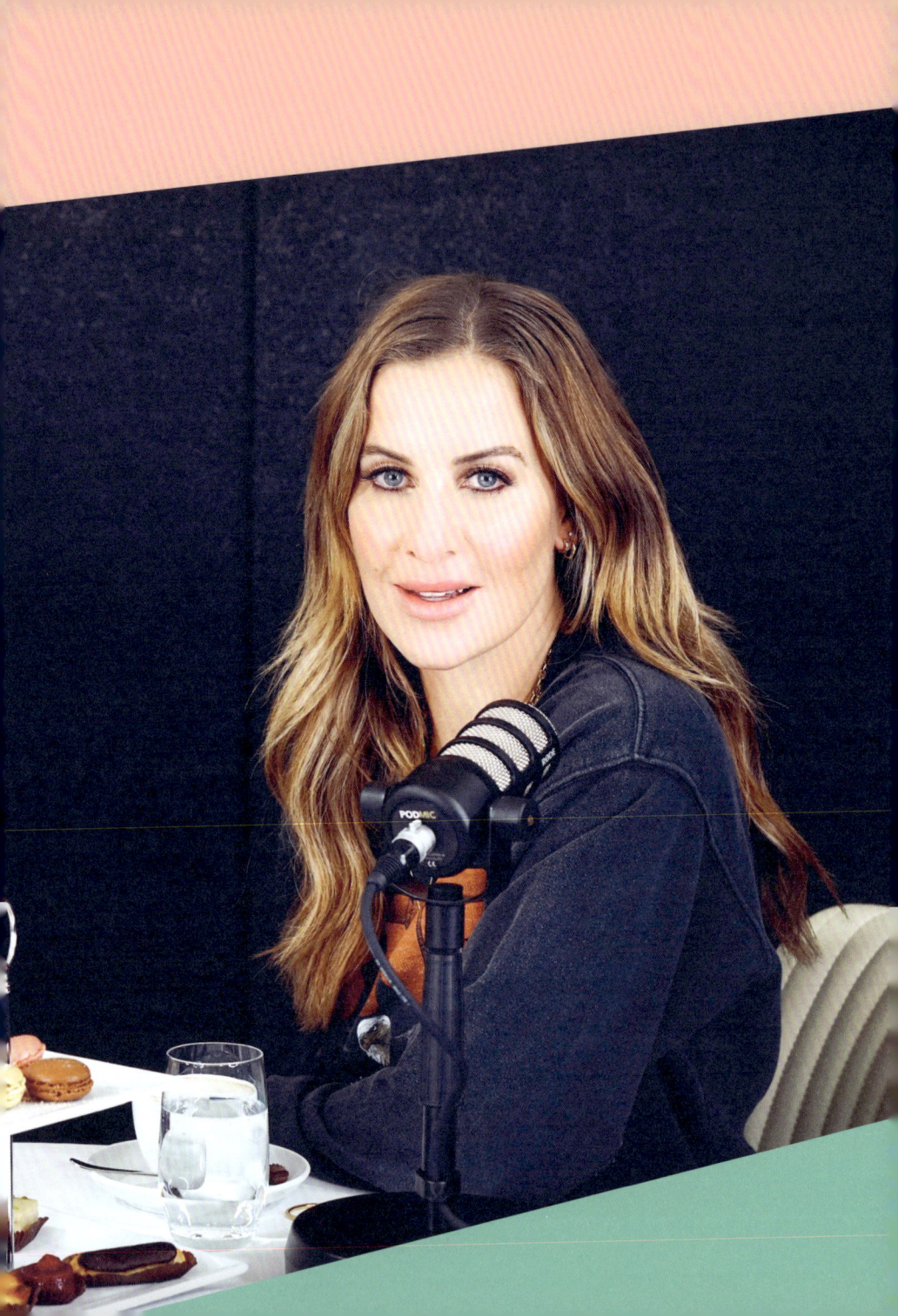

Charlotte Würdig

Die Moderatorin und Schauspielerin Charlotte Würdig ist für ihre natürliche Art bekannt – auch wenn in ihrem Gesicht vielleicht nicht alles ganz natürlich ist. Ganz gleich, ob privat oder in der Öffentlichkeit: Die norwegische Schönheit spricht offen darüber, dass sie ein Fan kleiner Schönheitsoptimierungen ist. Im BUNTE VIP GLOSS-Podcast erklärt sie, dass es ihr nicht darum geht, jünger auszusehen, wenn sie mit Fillern nachhilft. Sie möchte sich im Alltag als TV-Moderatorin und Mutter einfach frischer fühlen.

Zur Podcast-Folge

Sei ehrlich zu dir und anderen!

Charlotte Würdig muss nicht mehr wie zwanzig aussehen. Warum sie dennoch mit Fillern nachhilft? "Mein ältester Sohn ist sieben Jahre alt, und ich habe seither nicht eine Nacht durchgeschlafen. Da ist es doch ganz nett, wenn ich ein bisschen Frische in meinen Look bringen kann." Heutzutage sind Liftings bei Weitem keine Seltenheit mehr. Ganz im Gegenteil: Bei vielen gehört der Gang zum Beauty-Doc zum Alltag dazu. Verrückt, dass Schönheitseingriffe dennoch ein solches Tabuthema sind, obgleich sie für alle sichtbar sind. Um dieses Tabu zu brechen, pflegt Charlotte einen sehr offenen Umgang mit ihrer eigenen Beauty-Nachhilfe: "Ich finde es wichtig, über solche Themen zu sprechen, weil es nicht okay ist, so zu tun, als sei das alles Natur. Ich persönlich bin weit entfernt davon, perfekt zu sein. Andere Frauen sollen mich nicht im Fernsehen sehen und sich fragen, wie es sein kann, dass die Frau dort eine glattere Stirn hat als sie. Mit Bio-Brokkoli und Fiji-Wasser funktioniert das nämlich nicht!" Gerade Frauen sollten einander unterstützen, findet die zweifache Mutter. Ihrer Meinung nach muss niemand darüber sprechen, was er oder sie hat machen lassen. Es geht nur darum, nicht zu lügen. "Das macht es für mich im Endeffekt aus."

Aber hat sie nicht auch eine Vorbildfunktion gegenüber jungen Frauen, die sich durch ihre Offenheit bloß noch mehr darin bestätigt sehen, künstlich nachzuhelfen? Auf Jennys Nachfrage im Podcast-Interview hat Charlotte eine klare Antwort: "Ganz im Ernst, eine Zwanzigjährige sieht heutzutage dreimal so gut wie wir, wer etwas hat machen lassen – und wer nicht. Die beschäftigen sich damit so ausgiebig, wie wir uns früher mit Handtaschen und Sonnenbrillen beschäftigt haben." Verleugnen bringt hier also rein gar nichts. Vielmehr sollten wir besser über die Risiken und Verfahren sprechen, damit junge Menschen bewusste Entscheidungen treffen.

Charlotte: "Wir müssen dafür sorgen, dass ästhetische Behandlungen nicht für dreißig Euro in irgendeinem Hinterhof gemacht werden, sondern bei jemandem, der sich wirklich damit auskennt. Sonst geht es schnell schief."

Jennifer: "Ich finde deine Offenheit so cool. Wir kennen uns ja schon eine Weile, du warst schon immer jemand, die den Mund auch aufgemacht und gesagt hat, was sie denkt. Davon gibt es nicht viele Menschen."

Von operativen Eingriffen lässt Charlotte allerdings die Finger. Ihr Credo: Die Grundbasis muss stimmen. Ausgewogene Ernährung, viel Bewegung an der frischen Luft, ein gesunder Lebensstil – all das ist wichtig, um sich gut im eigenen Körper zu fühlen. Kleine Behandlungen durch Filler sind bei ihr nur das i-Tüpfelchen für den Extra-Frische-Boost, genau wie Make-up, verlängerte Wimpern oder eine neue Haarfarbe. Ob sie sich zu einem späteren Zeitpunkt auch unters Messer legen würde? *"You never know!"*

Fest steht für die Entertainerin: Jeder Mensch hat Vorzüge. Daher lautet ihr Rat an uns alle: "Unterstreiche lieber die Vorzüge, die du hast, und versuche nicht, deine angeblichen Problemzonen zu verstecken. Auch das geht meistens nur schief."

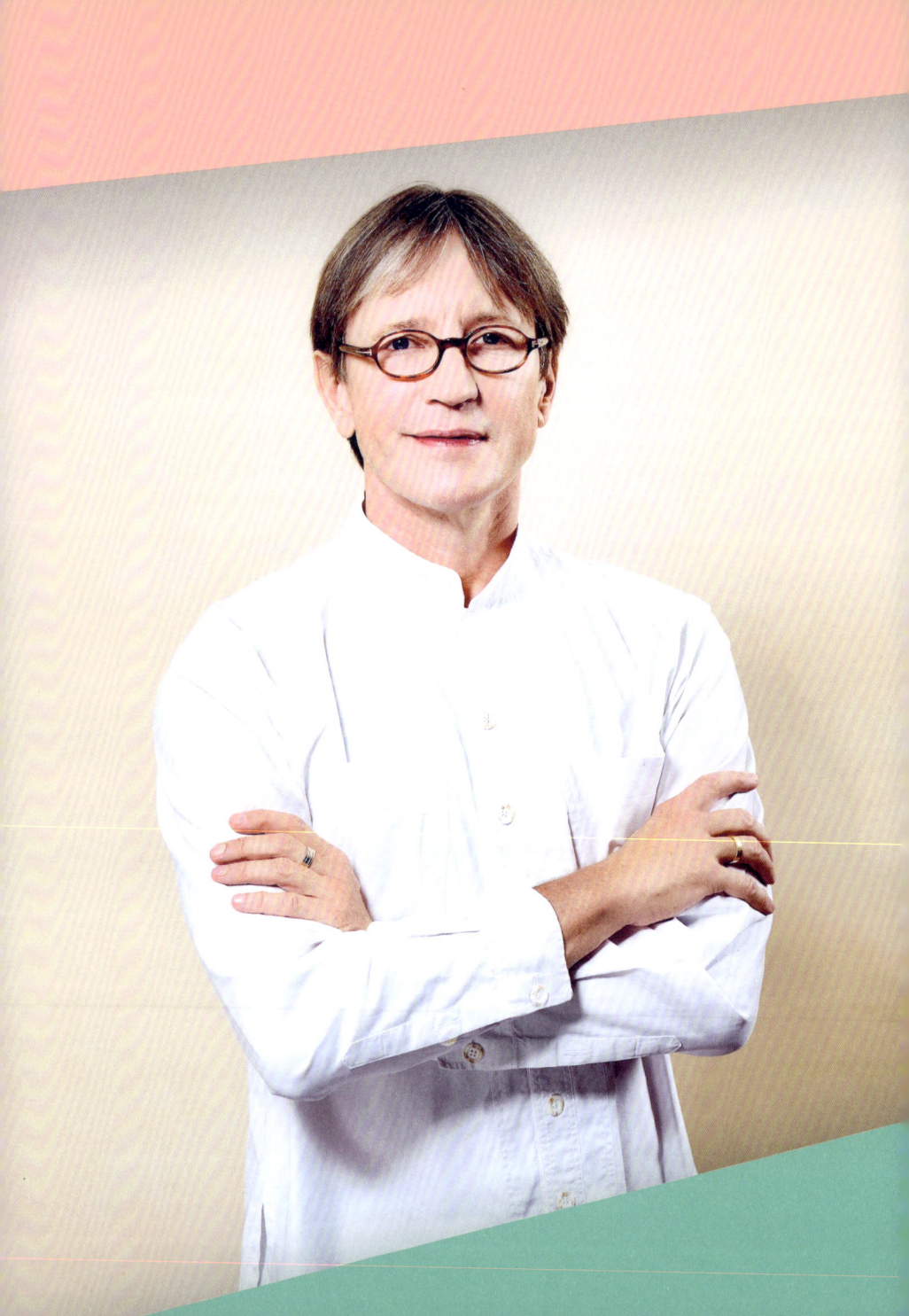

Dr. Stefan Duve

Dr. Stefan Duve ist Gründer des Haut- und Laserzentrums an der Oper in München und zählt zu den führenden Experten/Expertinnen im Bereich der ästhetischen und Anti-Aging-Medizin. Im Beauty-Interview mit Jennifer Knäble verrät der Top-Dermatologe, worauf es bei Beauty-Eingriffen wirklich ankommt und woran man die Qualität einer Behandlungsmethode festmachen kann. Wir haben mit seiner Hilfe die wichtigsten Dos und Don'ts zusammengestellt.

Zur Podcast-Folge

> *Eine gewisse Natürlichkeit sollte immer erhalten bleiben.*

Stars wie Charlotte Würdig machen es vor und sagen: Ich gehe zum Beauty-Doc und stehe dazu. Dr. Stefan Duve sieht in dieser neuen Offenheit eine gesunde Entwicklung – nach all den Jahren, in denen es von vielen prominenten Frauen wie Männern hieß, sie hätten "noch nie" etwas an sich machen lassen. "Dabei konnte ein Laie auf den ersten Blick erkennen, dass dies auf keinen Fall die ursprünglichen Lippen oder die natürliche Wangenform war." Gerade bei Prominenten aus Film und Fernsehen, die ihr Gesicht regelmäßig vor der Kamera präsentieren, erschien ihm eine derartige Verleugnung noch nie sonderlich nachvollziehbar. Doch nicht nur Prominente helfen nach. In über 25 Jahren als Experte auf dem Gebiet der Ästhetik hat Dr. Duve schon so einige Menschen verschönert – und auch schon das ein oder andere Ehedrama mitbekommen: "Viele meiner Patientinnen wollen sich für ihren Partner verändern. Es gibt verschiedene Denkmuster und Wünsche. Ich finde es wichtig, dass die Person sich aus eigener Motivation heraus zu einer Veränderung entscheidet." Eine gewisse Natürlichkeit sollte dem Experten zufolge immer erhalten bleiben. Schließlich müsse man auch das Alter respektieren. Und was bringt es, wenn das Gesicht zwanzig Jahre jünger als Hals, Dekolleté und Handrücken aussieht? Ein Schönheitseingriff, so groß oder klein er auch sein mag, sollte immer gut durchdacht sein. Lieber ein paar Nächte mehr drüber schlafen, mit den Menschen im eigenen Umfeld darüber sprechen (anstatt den Plan zu verheimlichen) und vor allem: gut recherchieren, welche Verfahren es gibt, wie sie umgesetzt werden und welche Risiken sie bergen.

Filler, Botox, Fadentechnik und Co.: Was bringt all das wirklich?

Schauen wir uns das Ganze genauer an. Botox, Fäden, Filler? Was genau verbirgt sich eigentlich hinter welcher Technik und wann kommt was zum Einsatz? Oft suggerieren die Medien, dass es den einen neuen Laser, Filler oder das neue Botoxpräparat gibt, das alles kann. Woraufhin Patienten/Patientinnen zu Dr. Duve in die Praxis geeilt kommen und genau das für ihr Gesicht haben wollen. Doch ganz gleich, was die Werbung propagiert: Die eine Methode gibt es nicht. Vielmehr muss man das Gesicht von der Stirn bis zum Kinn in verschiedene Bereiche unterteilen. Falten sind nämlich nicht gleich Falten.

In der Analyse gilt es festzustellen: Handelt es sich um mimische Falten, die ich erzeugen kann, wenn ich böse gucke oder die sich um die Augen herum bilden, wenn ich lache? Oder sind es Falten, die sich in die Haut eingegraben haben und die sich durch die Mimik nicht verändern? Gibt es einen Volumenverlust, also einen Abbau von Fettgewebe, der oft im Alter einsetzt, oder liegt eine Beschädigung der äußeren Haut durch Einflüsse wie Sonne, Alkohol oder einen ungesunden Lebenswandel vor? Von diesen Faktoren hängt ab, welche Methode eingesetzt werden sollte.

Botox

Botox wird in der Regel bei mimischen Falten eingesetzt, weil es den Muskel lähmt. Hauptindikation für Botox sind die Stirn oder Krähenfüße um die Augen, wenn sie mimisch bedingt sind, aber auch am Hals oder bei hängenden Mundwinkeln kommt es zum Einsatz, wenn ein bestimmter Muskel unter dem Mund die Lippen nach unten zieht. Die Botoxbehandlung kann man auch mit der Filler-Methode kombinieren.

Filler

Heutzutage werden Filler aus Hyaluronsäure aufgebaut. Man setzt sie beispielsweise ein, um Falten zu füllen oder anzuheben. Die Hauptindikation dafür sind beispielsweise die Nasolabialfalten, jene Falten, die sich von unserer Lippe zur Nase oder von der Nase zur Lippe ziehen, sowie tiefere Falten im Wangenbereich. Gerade beim Thema Filler kursieren die unterschiedlichsten Mythen. Einer davon besagt, dass die Haut mit der Zeit erneut erschlafft und man dann wieder von Neuem ranmuss. Ein endloser Teufelskreis. Stimmt das wirklich? "Ganz und gar nicht", klärt der Experte auf. Die guten Filler bewirken durch das unterspritzte Hyaluron nicht nur einen sofortigen Volumeneffekt, sondern setzen im Bindegewebe auch eine Neuproduktion von körpereigenem Kollagen frei. Kann es dennoch zu Nebenwirkungen bei Unterspritzungen mit Hyaluronsäure kommen?

Ja. "Bei manchen Patienten/Patientinnen kann es zu direkten Unverträglichkeiten, also zu allergischen Reaktionen mit starken Schwellungen, kommen." Allerdings tritt das extrem selten auf, wie Dr. Duve versichert. Hier hilft meist ein Antihistaminikum. Wenn das nicht reicht, lässt sich der Filler mit dem Enzym Hyaluronidase wieder auflösen. Allerdings gehört auch diese Behandlung in fachkundige Hände, um die richtige Menge zu verabreichen. Schwerwiegende Folgen hat es, wenn Hyaluronsäure aus Versehen oder aus mangelnder Kenntnis in ein Blutgefäß oder in einen Nerv gespritzt wird.

Das kann schlimmstenfalls zur Erblindung oder sogar zur Nekrose, also dem Absterben von Gewebe, führen.

Mittlerweile gibt es in Deutschland rund vierzig zugelassene Filler. In den USA dagegen nur zehn. Dazu muss man wissen, dass es relativ günstig und einfach ist, Hyaluronsäure herzustellen und eine Zulassung für Europa zu bekommen. Man sollte daher bei Fillern immer auf seriöse Firmen zurückgreifen. Dazu zählen laut Dr. Duve die Hersteller Merz Aesthetics, Galderma oder auch Croma. Ihre Produkte sind studienbasiert und werden auch nach der Zulassung immer wieder überprüft. Die Qualität der Produkte ist enorm wichtig, da es andernfalls auch zu möglichen Spätfolgen kommen kann. So hat man beispielsweise bei bestimmten Produkten auch Monate nach der Unterspritzung entdeckt, dass es bei viralen Erkrankungen, wie Grippe oder Herpes, zum Anschwellen der injizierten Filler kommen kann.

Fadentechnik

Kommen wir zum Steckenpferd des Beauty-Docs: Fäden. Die Hauptindikation für Fäden sind vor allem erschlaffte Partien im Gesicht – wie Wangen, Hals und Kinnlinie. Es können aber auch Fäden bei geschwollenen Tränensäcken eingesetzt werden, wenn der oder die Patient/-in (noch) keine Operation möchte. Weitere Optionen sind das Anheben der Augenbrauen oder der Stirn oder ein Einsetzen von Fäden im Bereich des Dekolletés oder an den Knien, wenn sich ab einem gewissen Alter Knitterfalten bilden.

Und auch ums Thema Fäden ranken sich die verschiedensten Mythen. Tatsächlich wird wohl kaum ein anderes Thema in der Ästhetik derart kontrovers beurteilt. Das liegt daran, dass es unterschiedliche Methoden für ein Fadenlifting gibt. "Ein gut durchgeführtes Fadenlifting bedeutet für Sie als Patient/-in, dass Sie nach der Durchführung eine Woche eventuellen Ausfall wegen blauer Flecken und Schwellungen einplanen müssen. Für ein gelungenes Lifting werden in der Regel nämlich pro Gesichtshälfte mindestens zehn, manchmal auch zwanzig Fäden eingezogen", erklärt Dr. Duve.

Es gibt aber auch Methoden, bei denen nur wenige Fäden verwendet werden, von denen hält der Experte allerdings nichts. Er ist überzeugt: Es braucht viele Fäden, um eine Hebekapazität zu erzeugen. Daher ist für ein gutes Fadenlifting die Expertise des durchführenden Arztes oder der Ärztin der wichtigste Punkt. Das Einziehen der Fäden geschieht unter lokaler Betäubung. Die zu behandelnde Region wird also wie beim Zahnarzt oder bei der Zahnärztin mit einem Betäubungsmittel unterspritzt.

Body Contouring

Der Oberbegriff Body Contouring bezieht sich auf alle Behandlungen, die der Verschönerung oder Verschlankung der Körperproportionen dienen. Dazu gehören Fettabsaugungen, die Entfernung von Fettpolstern oder Fettrollen durch Kryolipolyse oder Kältebehandlung sowie die Reduzierung von Röllchen unter der Brust, dem Kinn oder oberhalb der Knie durch eine Fettwegspritze. Außerdem zählen dazu Laserbehandlungen, bei denen die Haut gestrafft wird, um Cellulite zu behandeln. Man kann aber auch mit Fäden arbeiten, um Body Contouring zu erzeugen. Wenn es um die Verschönerung des ganzen Körpers und nicht nur um den Bereich des Gesichtes geht, sieht Dr. Duve allerdings deutlich größere Schwierigkeiten: "Es ist wichtig, die Patienten/Patientinnen ehrlich aufzuklären und ihnen zu sagen, dass sie mit keiner dieser Methoden ein Sixpack bekommen oder einen Freibrief, so viele Süßigkeiten und Alkohol zu sich zu nehmen, wie sie möchten." Beim Body Contouring geht es um ein Zusammenspiel zwischen Arzt/Ärztin und Patient/-in. Wer in Form kommen will, muss mitarbeiten. Ohne Sport und eine gesunde Ernährung geht es nicht.

Realitätscheck:
Was passt zu mir?

Es gibt ja Menschen, die sich bis zur Unkenntlichkeit ver-
spritzen oder operieren lassen und immer noch weiter-
machen. Der Grund: Einige Menschen leiden unter einer
Sucht, bei der sie ab einem gewissen Punkt nicht mehr
merken, wann es zu viel des Guten ist. Studien zeigen, dass
15 Prozent aller weltweiten Patienten/Patientinnen, die ästhetische Eingriffe suchen, an einer "Dysmorphophobie"
leiden. Das heißt, sie haben eine falsche Selbsteinschätzung
oder -wahrnehmung. Auch Dr. Duve erlebt immer wieder
Patienten/Patientinnen, die zu ihm kommen und sagen, sie
hätten da "diese eine Falte", die sie ständig sähen, wenn sie
sich im Spiegel betrachten. "Ich selbst kann da aber rein gar
nichts erkennen", erklärt der Facharzt. Manche behaupten
auch, sie hätten noch nie was an den Lippen machen lassen, obwohl sie Dimensionen aufweisen, bei denen man
denken könnte, sie würden jeden Moment platzen. Dysmorphophobie ist ein eigenes Krankheitsbild. Daher brauchen
Betroffene nicht nur eine vernünftige medizinische Behandlung, bei der sie gut beraten werden, sondern auch eine
neurologisch-psychiatrische Behandlung.

Dr. Duve begegnet neben dieser Gruppe aber auch immer wieder Patienten/Patientinnen, die nach seiner Behandlung enttäuscht feststellen, dass sie sich mehr erhofft hatten, und nach noch pralleren Wangen verlangen. "Es gibt eben sehr verschiedene Zugänge, wie man sich selbst wahrnimmt." Sein Rat ist und bleibt: lieber erst einmal ein bisschen weniger machen und in ein, zwei Wochen wiederkommen. Wenn dann noch immer mehr gewünscht ist, kann man es machen. Außerdem sollte immer eine reversible Methode gewählt werden, ehe man sich für eine permanente Anpassung entscheidet. Das gilt insbesondere bei Modetrends wie *"Fox Eyes"* (Lifting der seitlichen Brauenpartie, das die Augen spitz zulaufen lässt), die schnell wieder vorüber sein können. Lieber nichts bereuen.

Und das gilt im Übrigen auch für den Doktor selbst. Auch er möchte keine Behandlung bereuen und kommt daher nicht jedem Wunsch seiner Patienten/Patientinnen nach: "Ich bin unter meinen Kollegen/Kolleginnen dafür bekannt, dass ich Patienten/Patientinnen auch wegschicke. Ich tue das, wenn ich den Eindruck habe, dass bestimmte Eingriffe zu viel des Guten sind oder sogar gesundheitsgefährdend sein können." Leider weiß er jedoch, dass die meisten von ihnen daraufhin in eine andere Praxis spazieren, in der sie ihren Wunsch erfüllt bekommen. Für ihn selbst ist die Grenze dort, wo es sich ästhetisch zum Schlechteren verändert oder gesundheitliche Risiken bestehen.

Immer wieder kommt es vor, dass Patienten/Patientinnen mit Bildern von bestimmten Stars zu Dr. Duve in die Praxis kommen, mit dem Wunsch, die Lippen von Star XY zu bekommen. "Das gelingt in der Regel auch dem besten Arzt nicht. Die Lippen sind bei uns genetisch vorgegeben." Das heißt, wenn die Lippen zu den Rändern hin schmal sind, kann man sie nicht breiter spritzen. Und wenn einem das Lippenrot im Herz oben fehlt, dann kann man auch nicht erwarten, wie Julia Roberts auszusehen.

Wenn die Erwartungen, die Produkte und die Expertise stimmen, kann aber ansonsten eigentlich nichts schiefgehen. Und wenn's dann doch nicht so aussieht wie erhofft, kann man die Unterspritzung heutzutage notfalls auch wieder auflösen – was natürlich schade um die Behandlung, die Schmerzen und das Geld wäre.

Womit wir bei einem anderen Thema wären: Was darf so eine Lippe eigentlich kosten?

Das kommt ganz darauf an, was genau gemacht wird. Wenn ein/-e Patient/-in nur eine kleine Falte hat, bei der man 0,1 Milliliter Hyaluronsäure verspritzt, kostet das zwischen achtzig und hundert Euro. Eine gut gespritzte Lippe mit einem sicheren Präparat kostet als Anhaltspunkt ab vierhundert Euro. Leider gibt es immer häufiger Unterspritzungen, die zu Dumpingpreisen für sechzig Euro angeboten werden. Hier muss man wirklich sehr vorsichtig sein. Auch Ärzte/Ärztinnen bekommen Hyaluronsäure niemals unter achtzig Euro im Einkauf. Dr. Duve erklärt: "Das ist genauso, wie wenn man im Supermarkt ein Huhn für 1,80 Euro kauft – das kann kein frei laufendes Huhn gewesen sein." Sprich: Bei einem sehr niedrigen Preis kann es sich auch nicht um original Hyaluronsäure handeln, sondern um einen Reimport oder eine in irgendwelchen Hinterstuben produzierte Hyaluronsäure mit entsprechenden Risiken. Die Folgen mangelhafter Produkte: allergische Reaktionen, Abkapselung und Verknotungen, Entzündungen mit Bakterien. Deswegen sollte man lieber einige Wochen oder Monate länger auf den Termin bei einem/-r Experten/Expertin warten und sich professionell behandeln lassen, ehe man dazu tendiert, sich aufgrund eines günstigeren Preises ein gefährliches Produkt spritzen zu lassen.

Dos und Don'ts für Zornesfalte und Co.

Zornesfalte

Zornesfalten sind Falten, die aufgrund der Beanspruchung der Muskulatur entstehen und den Gesichtsausdruck grimmig wirken lassen.

- **Do:** Da es sich um eine mimische Falte handelt, die häufig vereinzelt an der Stirn auftritt, ist eine gezielte Unterspritzung mit Botox die ideale Therapie. In der Regel setzt man fünf feine Injektionspunkte.
- **Don't:** Bei einer Zornesfalte sollten besser keine Filler gespritzt werden, da an der Stirn viele Arterien verlaufen und die Gefahr einer Erblindung besteht.
- **Kosten:** ab ca. 200 Euro, hält 4–6 Monate

Hängende Wangen

Im Lauf der Jahre werden die Konturen der Wangen schlaff. Hier bieten sich zur Behandlung Fäden an, die mit Hyaluronsäure überzogen sind und das körpereigene Bindegewebe zur Neuproduktion von Kollagenfasern anregen.

- **Do:** Die Fäden müssen abbaubar sein. Pro Wange benötigt man mindestens zwölf Fäden, die fächerförmig eingebracht und nach hinten und oben gezogen werden.

◢ **Don't:** Filler und Laser. Filler bringen noch mehr Volumen, und die Haut sackt dadurch noch stärker ab.

◢ **Kosten:** ab 1.500 Euro, hält 18–24 Monate

Faltiger Hals

Halsfalten entstehen durch ein nachlassendes Gewebevolumen.

◢ **Do:** unvernetzte Hyaluronsäure, die sich wie Honig unter der Haut verteilt und gleichzeitig auch die eigene Hyaluronsäureproduktion ankurbelt. Anders als bei vernetzter Hyaluronsäure verbinden sich die Moleküle, die die Säure bilden, nicht miteinander, sodass sie frei zirkulieren.

◢ **Don't:** Auf keinen Fall vernetzte Hyaluronsäurefiller einsetzen, da es zu unschönen Knötchen kommen kann.

◢ **Kosten:** zwei Behandlungen ab 320 Euro

Nasenhöcker/hängende Nasenspitze

Unebenheiten wie ein kleiner Höcker oder eine hängende Nasenspitze können mithilfe von Hyaluronsäuren behandelt werden.

◢ **Do:** Filler mit großer Hebekapazität, die punktgenau in den Nasenrücken oder in die Nasenspitze injiziert werden und dadurch optisch kaschieren oder anheben.

Auch spezielle "Nasenfäden" sind ideal zum Anheben der Nasenspitze. Dabei werden fünf bis sechs Fäden von der Nasenspitze zur -wurzel und zum Nasensteg Richtung Mund gelegt.

▲ **Don't:** Laser, Wärmebehandlungen oder Microneedling. Vorsicht bei voroperierten Nasen, da hier das Risiko für Folgeschäden deutlich erhöht ist.

▲ **Kosten:** Hyaluron ab 400 Euro, Fäden ab 800 Euro

Hängende Unterlider

Augenringe oder eine ausgeprägte Tränenrinne können durch eine Unterfütterung mit Hyaluronsäure oder Eigenfett behoben werden. Eigenfett hält länger, doch es besteht die Gefahr einer Überdosierung – dann wirken die Augenringe *"puffy"*.

▲ **Do:** Wichtig ist ein Filler, der sich gut verteilt und nicht zu oberflächlich gespritzt wird, da er sonst blau durchschimmern kann (das nennt man dann *"Tyndalleffekt"*). Bei Schwellungen oder Volumenverlust eignen sich Fäden, die unter dem Auge waagerecht bis zur Wange eingezogen werden.

▲ **Don't:** Laser helfen hier nur gegen Fältchen. Der Bereich der Augen ist ein Hochrisikogebiet. Bei spitzen Nadeln besteht die Gefahr, dass in ein Blutgefäß oder einen Nerv gespritzt wird. Absterben des Gewebes, Erblindung und Nervenschädigungen können die Folge sein.

▲ **Kosten:** Filler ab 400 Euro, Fäden ab 600 Euro, Haltbarkeit: Filler 8–15 Monate, Fäden 18–24 Monate

Schlaffe Augenbrauen

Da die Haut im Alter an Spannkraft verliert, kann die Braue absinken und das Gesicht älter erscheinen lassen.

▲ **Do:** Bei leichtem Befund, oder um die Zeit bis zu einer Lidstraffung zu überbrücken, empfiehlt sich eine Kombination aus *Liquid Brow-Lift* (Anheben der Augenbrauen mittels Hyaluronsäure) und *Chemical Brow-Lift* (Anheben der Augenbrauen und der Augenoberlider durch punktgenaue Botoxinjektionen im Glabella- und Brauenbereich).

▲ **Don't:** chirurgische OPs wie zum Beispiel Brauen- oder Stirnliftings, die die Form dramatisch verändern (zum Beispiel Cat Eyes)

▲ **Kosten:** je nach Materialaufwand ab ca. 350 Euro, hält ca. 6 Monate

Nasolabialfalte

Die Ursache für die Entstehung von Nasolabialfalten (auch Kummerfalten genannt) ist eine Kombination aus Mimik, altersbedingt nachlassender Spannkraft der Haut und Umwelteinflüssen wie UV-Strahlung.

- ◢ **Do:** In diesem Bereich kommen Filler am häufigsten zum Einsatz. Man injiziert sie mit einer stumpfen Nadel vom Mundwinkel nach oben bis zur Nase. Anschließend erfolgt eine Feinjustierung mit kleinen Depots.

- ◢ **Wichtig:** Es muss eine stärkere Hyaluronsäure mit guten Hebekapazitäten sein. Ist sie zu dünnflüssig, erzielt man kein lang anhaltendes oder gutes Ergebnis. Alternativ gibt es auch spezielle kleine Fäden für die Nasolabialfalte.

- ◢ **Don't:** Wärmebehandlungen und Microneedling bringen hier nichts! Der Filler darf auch nicht direkt in die Falte oder zu weit oben injiziert werden, sonst entstehen Pausbäckchen.

- ◢ **Kosten:** Filler ab 400 Euro, Fäden ab 600 Euro, Haltbarkeit: Filler 8–14 Monate, Fäden 18–24 Monate

Schmale/ungleichmäßige Lippen

Zur ästhetischen Optimierung schmaler oder ungleichmäßiger Lippen werden Injektionen direkt ins Lippenrot gespritzt.

- ◢ **Do:** Spezielle Hyaluronsäurefiller, die den anatomischen Gegebenheiten der Lippe angepasst sind. Sie enthalten oft ein lokales Betäubungsmittel, dadurch ist die Anwendung weniger schmerzhaft und die Gefahr einer Schwellung geringer.

- ◢ **Don't:** Botox hat in der Lippe nichts zu suchen! Ebenfalls tabu: das Spritzen in die Lippenkontur, da sonst schnell ein Schnabel entsteht.
- ◢ **Kosten:** je nach Materialaufwand ab 300 Euro; hält ca. 6 Monate

"Eine gut gemachte Lippe ist gar nicht so einfach", erklärt Dr. Duve. Die Bezeichnung Schlauchbootlippen kommt immerhin nicht von ungefähr. Worauf sollte man also achten, damit bei der Lippenaufspritzung nichts schiefgeht? Ganz klar: Zunächst sollte, wie bei allen Eingriffen, die richtige Wahl bei der/dem behandelnden Ärztin/Arzt getroffen werden. Den oder die Experten/Expertin erkennt man an der jahrelangen Expertise und daran, dass die Praxis hochwertige Produkte verwendet. Vor zwanzig Jahren war es noch so, dass man nur eine Art von Hyaluronsäure für das gesamte Gesicht verwendete – gegen kleine Falten, tiefe Falten, Volumenverlust und auch zum Aufspritzen der Lippen. Das mag für damalige Verhältnisse gut funktioniert haben, aber es gab auch viele unerwünschte Nebenwirkungen, die sich heute vermeiden lassen.

Im Bereich der Lippen verursachte das Aufspritzen damals beispielsweise häufig kleine Knötchen. Mittlerweile gibt es in einer gut frequentierten Praxis allein für die Lippen ein Portfolio an fünf oder sechs verschiedenen Hyaluronsäuren. So gibt es eigens ein Produkt für die Tiefe, wenn man ein größeres Volumen möchte, oder ein Produkt für den Lippensaum, wenn man die Lippen etwas anheben möchte – oder ein Produkt, welches ganz oberflächlich gespritzt wird, wenn die Lippen spröde oder trocken sind. Ein anderes Produkt wird nur an den Mundwinkeln eingesetzt, und es gibt auch Hyaluronsäuren, die man unter die Lippen spritzt, um den Mund ein bisschen anzuheben. All diese Optionen sollten zur Verfügung stehen, wenn man sich mit ruhigem Gewissen dazu entscheidet, die Lippen aufspritzen zu lassen.

Ist es das wirklich wert?

Diese Frage muss letztlich jede/-r selbst für sich beantworten. Nötig sind die ästhetischen Behandlungen definitiv in den seltensten Fällen. Es sollte sich daher niemand gezwungen oder unter Druck gesetzt fühlen, das äußere Erscheinen durch Fäden, Filler und Botox zu verändern. Wer die Haut auf den Alterungsprozess vorbereiten und ihm ein wenig entgegenwirken möchte, kann dies tun, indem er oder sie sich die Haut der eigenen Eltern gründlich anschaut. Wenn Ihre Mutter oder Ihr Vater eine tiefe Zornesfalte oder eine Falte unterhalb der Lippenwinkel aufweist, so können Sie mit großer Wahrscheinlichkeit davon ausgehen, dass sich diese auch bei Ihnen im Lauf des Lebens in ähnlicher Weise entwickeln wird. Nutzen Sie dieses Wissen präventiv, um mithilfe von Anti-Aging-Produkten wie Seren und Cremes vorzubeugen.

Und was wird uns in Zukunft in Sachen ästhetischer Optimierung erwarten?

Dr. Duve sieht hier ganz klar den Einsatz von Stammzellen, wenn es um das Thema Sicherheitsoptimierung geht. Das bedeutet, dass körpereigene Zellen aus dem Fettgewebe oder aus dem Knochenmark entnommen werden, die das Potenzial haben, gealterte, abgestorbene Haut, Haare und Haarwurzeln zu ersetzen. Noch kann das Verfahren in Deutschland nicht durchgeführt werden. Ein wenig müssen wir uns also noch gedulden. Doch wir dürfen gespannt sein, was diese medizinische Innovation verspricht.

Body Support: So unterstützen Sie Ihren Körper auf natürliche Art und Weise

Cremes, Seren, Filler, Fäden. Wir haben nun schon eine Menge unterschiedlicher Produkte und Verfahren kennengelernt, mit deren Hilfe die Haut optimiert und gestärkt werden kann. Es gibt aber auch ganz natürliche Verfahren, bei denen keinerlei Produkt gekauft, nichts gespritzt und auch kein bisschen gecremt werden muss. Nicht nur das größte Organ, die Haut, sondern der gesamte Körper, dessen Immun- und Herz-Kreislauf-System profitieren von einer gesunden Durchblutung. Um diese zu erzielen, braucht es nichts weiter als eine ordentliche Bürste, die richtige Technik und etwas Routine. Worauf einst die Nonnen im Mittelalter schworen, überzeugt heute erfolgreiche Topmodels.

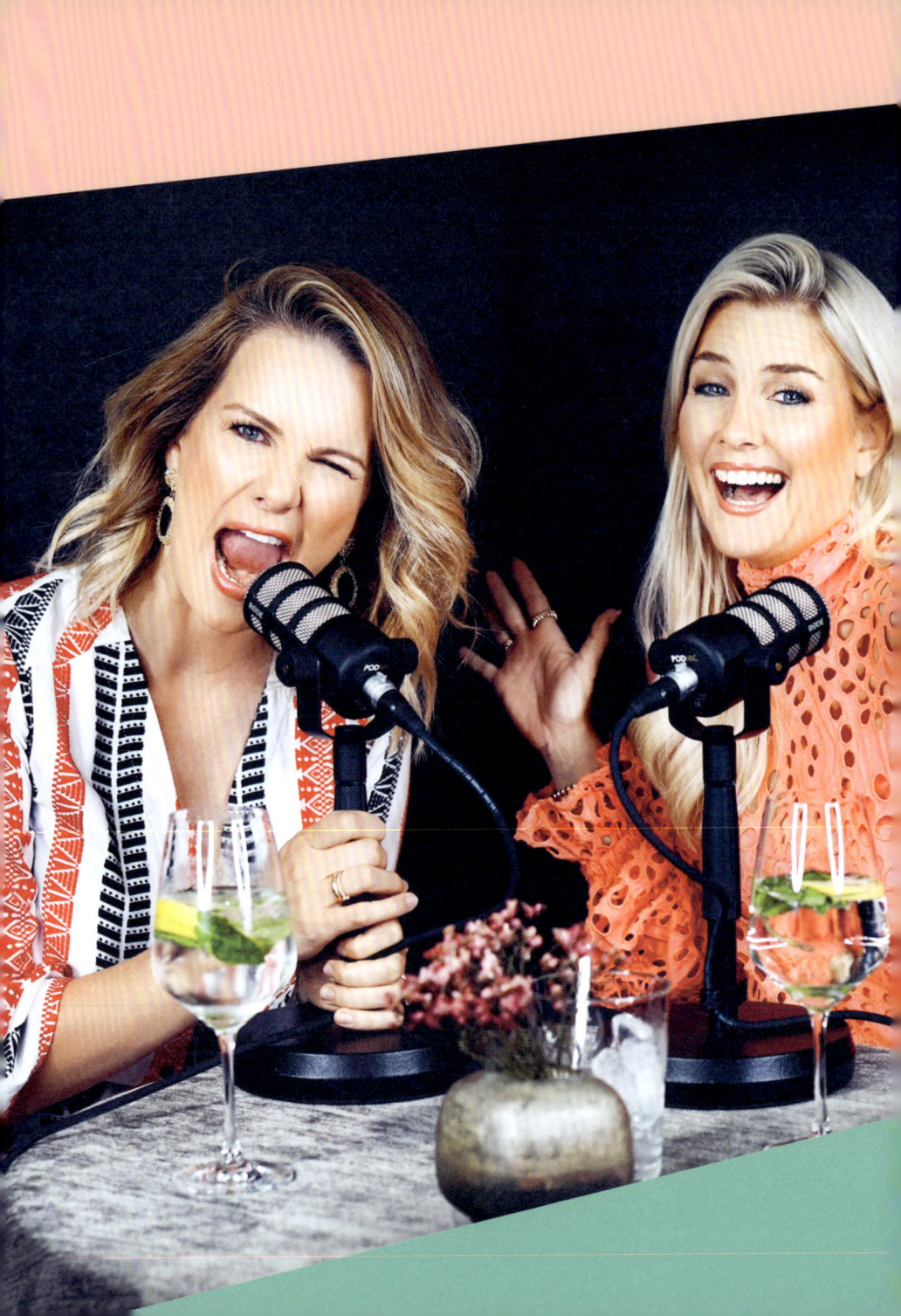

Monica Meier-Ivancan

Wäre es nicht wunderbar, wenn wir unsere Probleme einfach wegbürsten könnten? Nun, wenn es nach Monica Meier-Ivancan geht, ist das kein Wunschdenken, sondern Realität. Der TV-Star schwört auf die morgendliche Trockenmassage – eine Methode, bei der man abgestorbene Hautschüppchen von der Haut und unerwünschte Stoffe aus der Haut bürstet und dabei nicht nur das Immunsystem stärkt, sondern auch gleich etwas gegen Cellulite tut.

Zur Podcast-Folge

66 *Ich bürste meinen Körper schön.*

"Ich bürste mich jeden Morgen", erklärt Moni bei der Aufnahme des BUNTE VIP GLOSS-Podcasts und erntet damit einen fragenden Blick von Jennifer Knäble. Bürsten?! Tatsächlich ist am *"Dry Brushing"* eine Menge dran. Das wussten bereits die Nonnen im Mittelalter, die sich mit einer Kupfer-Zinn-Bürste die Beine schrubbten, um Körper und Geist in Schwung zu bringen. Man bezeichnet die Bürste für den Körper daher auch als "Klosterbürste". Bei der morgendlichen Ganzkörpermassage werden durch die kreisenden Bewegungen mit der Bürste die Durchblutung und das Lymphsystem angeregt.

Das Lymphsystem verfügt wie das Herz-Kreislauf-System über eine Pumpe, was bedeutet, dass der Lymphfluss durch Bewegung oder eine Massage angeregt werden muss. Und auch das Immunsystem profitiert von der täglichen Massage: Unser Bindegewebe beinhaltet schließlich jede Menge Abwehrzellen, die nur dann ungehindert ihre Arbeit verrichten können, wenn es frei von Schlacken ist und ausreichend durchblutet wird.

Auf die Bürste, fertig, los!

Fast jede Frau hat Cellulite. Egal wie jung oder alt und wie gut trainiert der Körper auch sein mag. Selbst Topmodels haben Orangenhaut, und das ist auch total okay. Kein Grund, sich mit Diäten zu quälen, die letztlich doch nichts bringen. Was dagegen tatsächlich etwas bringt, ist – Sie ahnen es – Bürsten! Denn wie bereits erklärt, wird durch das Bürsten der Haut der Lymphfluss unterstützt. Und da Cellulite durch das Anstauen von Lymphflüssigkeit entsteht, können wir den unerwünschten Dellen durch Bürstmassage entgegenwirken und unser Bindegewebe stärken.

"Du arbeitest dich einfach auf der trockenen Haut von unten an den Beinen beginnend nach oben Richtung Herz hoch", erklärt das Model die richtige Bürsttechnik. Für einen optimalen Effekt ist es wichtig, auf die richtige Reihenfolge zu achten: immer von oben nach unten und von außen nach innen – und nicht übertreiben. Lieber sanfte Kreise als ruppiges Scheuern!

Vom rechten Fuß geht es zum linken und von dort immer weiter in Richtung Herz. Von den Beinen zu den Oberschenkeln, an die Hüften, den Po, die Arme, beide

Handrücken, hoch zu den Schultern. Am Ende kommen der Bauch und die Brust dran – und wenn möglich auch der Rücken, sofern man so gelenkig ist. Das Ganze sollte etwa 10 bis 15 Minuten dauern. Monis Tipp für Frostbeulen und Morgenmuffel: Die Handinnenflächen und Füße nicht auslassen! Durch das morgendliche Bürsten wird nicht nur die Durchblutung angeregt, auch Glückshormone werden erzeugt, und der Kreislauf wird in Gang gebracht. "Also bitte nicht abends anwenden, es sei denn, ihr brecht zu einer Partynacht auf!" Übrigens: Auch Stoffwechselprobleme lassen sich durch die Ganzkörpermassage positiv beeinflussen. Eine Bürste für alle Fälle!

Tipp der BUNTE-Redaktion: Apfelessig

Zusätzlich zum morgendlichen Bürsten können Sie Ihr Immunsystem genau wie Ihr Bindegewebe mithilfe von Apfelessig unterstützen. Entweder morgens ein Schlückchen trinken (am besten mit Wasser und Honig verdünnt, dann schmeckt's auch besser) oder einfach auf die Haut auftragen. Dazu empfiehlt es sich ebenfalls, den Essig mit ein wenig Wasser zu vermischen, ehe Sie ihn in die Haut einmassieren. Gut einziehen lassen und am besten eine halbe Stunde lang abwarten (in der Zeit können Sie sich Ihrer Gesichtsmassage widmen oder eine Tasse Kaffee gegen den Essiggeschmack trinken). Um sichtbare

Ergebnisse zu erzielen, sollten Sie die Prozedur wirklich jeden Tag über mehrere Wochen durchziehen, am besten morgens und abends.

Wie finde ich die richtige Bürste?

Es gibt verschiedene Bürstenvarianten, die sich für die Trockenmassage eignen. Sie unterscheiden sich in ihrer Größe und im Material. Monica empfiehlt eine Bürste mit Naturborsten, da Kunstfasern der Haut auf die Dauer Schaden zufügen können. Es gibt auch Bürsten mit feinen Bronzeborsten (Kupfer-Zinn-Legierung), durch deren Reibung auf der Haut Anionen entstehen. Sauerstoffionen wirken vitalisierend und fördern die Durchblutung, wodurch es zu einem leichten, angenehmen Kribbeln während der Massage kommt.

Eine Bürste mit Griff ist besonders praktisch, um an Stellen wie den Rücken zu gelangen. Bürsten mit einer Handschlaufe, die ein wenig an einen Striegel erinnern, lassen sich hingegen besonders gut kreisend am Körper anwenden. Falsch machen können Sie mit beiden Varianten nichts. Sie sollten lediglich an empfindlichen Körperpartien vorsichtig sein, also an Brustwarzen, Hautverletzungen, Krampfadern oder Stellen mit Neurodermitis. Zur Reinigung die Bürste einfach hin und wieder mit einer milden Seife auswaschen.

 Tipp der BUNTE-Redaktion: Die Bürste fürs Gesicht

Auch das Gesicht kann von einer Bürsteneinheit profitieren. In dem Fall brauchen wir allerdings eine kleinere Bürste mit weichen Borsten, die ausschließlich für das Gesicht geeignet ist. Zudem sollte das Gesicht, anders als der Körper, nur ein- bis zweimal pro Woche geschrubbt werden, um die Durchblutung anzuregen und abgestorbene Hautschüppchen zu lösen.

Jennifer: "Und sag mal, Moni, wie ist das denn im Sommer mit der Bräune? Schubbere ich mir da nicht alles runter?"

Monica: "Nein, nein. Das ist ja die oberflächliche Haut, die du bürstest. Darunter ist sie nach wie vor frisch, rosig und sonnengeküsst. Zumal wir uns ja ohnehin erst nachmittags in die Sonne legen sollten und nicht am Morgen oder mittags."

Ideale Ergänzung zur Bürste: Wechselduschen

Nach dem Bürsten ist die Haut besonders aufnahmebereit. Deshalb gönnt das Model sich anschließend immer eine wohltuende Wechseldusche – wobei die warmen Wechsel ihr eindeutig die lieberen sind: "Beim Wechsel zum kalten Wasser denke ich mir jedes Mal: Halleluja, warum mache ich das?" Ganz einfach: Wechselduschen machen schön. Die wechselnden Temperaturen fördern nämlich genau wie das Bürsten die Durchblutung. Bei einer Wechseldusche wechseln Sie warmes und kaltes Wasser gleichmäßig ab, wobei die Wassertemperatur weder zu heiß noch zu kalt sein sollte. Ideal sind 38 Grad warmes Wasser und 25 bis 28 Grad kaltes Wasser. Die gute Nachricht: Begonnen wird mit der warmen Dusche. Eine Minute dürfen wir unserem gesamten Körper eine kleine Entspannung gönnen. Dann ist das kalte Wasser an der Reihe: Hierbei richten wir den Duschkopf, genau wie zuvor bei der Trockenmassage, zunächst auf die Füße und arbeiten uns langsam von unten nach oben vor und von außen nach innen, immer weiter in Richtung Herz. Zum Schluss wird noch das Gesicht kalt abgebraust. Na, wach geworden? Dann können Sie die Temperatur nun wieder auf warmes Wasser umstellen und das Prozedere mehrfach wiederholen. Auf wie viele Wechsel bringen Sie es? Richtige Profis schaffen ganze acht Wiederholungen (aber vier bis sechs sind auch nicht schlecht!). Ganz wichtig: zum Schluss immer mit kaltem Wasser enden!

Stoffe, die unter die Haut gehen

Aber auch abseits der Wechseldusche gibt es einiges zu beachten. Nun denken Sie vielleicht: wie bitte?! Ich dusche schon mein Leben lang, was soll da schon groß schiefgehen? Doch tatsächlich kann falsches Duschen für den Körper so schädlich sein wie Fast Food. Parabene, Farb- und Duftstoffe – all das tut unserer Haut ganz und gar nicht gut, ist aber in vielen Duschprodukten enthalten. Macht ja nichts, es wird schließlich abgewaschen? Von wegen. All die Stoffe, die wir auftragen, gehen uns wortwörtlich unter die Haut. Gerade bei heißem Wasser entsteht Dampf, der die Weichmacher im Shampoo und Duschgel auf direktem Weg in die Lunge transportiert. Zudem werden die Poren der Haut geöffnet, wodurch die Produkte besser absorbiert werden können. Bei Pflegeprodukten ist das super, aber der Körper kann nicht filtern, was reinsoll und was nicht, das müssen wir schon selbst erledigen, indem wir die richtige Wahl bei den Produkten treffen. Das Gute: Es gibt mittlerweile allerhand Produkte, die ganz ohne Alkohole, Duftstoffe oder Tenside auskommen. Meist werden diese Produkte als "hautfreundlich" ausgelobt. Wer auf Nummer sicher gehen will, kann sich an veganen Produkten orientieren, mit denen man kaum etwas falsch machen kann. Aber das war natürlich noch nicht alles. Auch zu häufiges Duschen kann der Haut schaden und sie austrocknen. Seifen, Duschgel, Shampoos und heißes Wasser rauen die Haut auf. Wenn Ihnen auffällt, dass die Haut sich schnell schuppt, sollten Sie besser nicht jeden Tag duschen (was natürlich nicht bedeutet, dass Sie keine Körperpflege betreiben sollen).

Tipp der BUNTE-Redaktion: Die CodeCheck-App

Falls Sie unsicher sind, ob ein Produkt unbedenklich ist, können Sie die "CodeCheck-App" zurate ziehen. Einfach den Barcode der Shampooflasche mit dem Smartphone scannen und nachschauen, welche Wirk- und Inhaltsstoffe enthalten sind und wie verträglich sie sind.

Und wie geht es nach der Dusche weiter? Anders als vielleicht vermutet, muss die Haut anschließend nicht unbedingt mit einer Bodylotion eingecremt werden. Denn, wie Moni es so schön ausdrückt: "In vielen Cremes ist eine Menge Shit drin." Und wir haben uns ja gerade erst von unnötigen und giftigen Stoffen befreit. Wer dennoch nicht auf das Creme-Gefühl verzichten möchte, sollte auf Naturkosmetikprodukte wie ein natürliches Pflegeöl setzen. Ein Peeling sollten Sie jetzt aber auf keinen Fall machen, da das Bürsten bereits einen Peelingeffekt beinhaltet. "Die Haut ist unser größtes Organ. Sie absorbiert sechzig Prozent dessen, was wir auftragen, und transportiert es direkt in die Blutkreislaufbahn. Überlege dir also gut, was du dir draufschmierst", erklärt Monica. Und recht hat sie: Wenn wir die Hautschüppchen einfach zucremen, kann die Haut nicht atmen, und Schadstoffe dringen weiter ein.

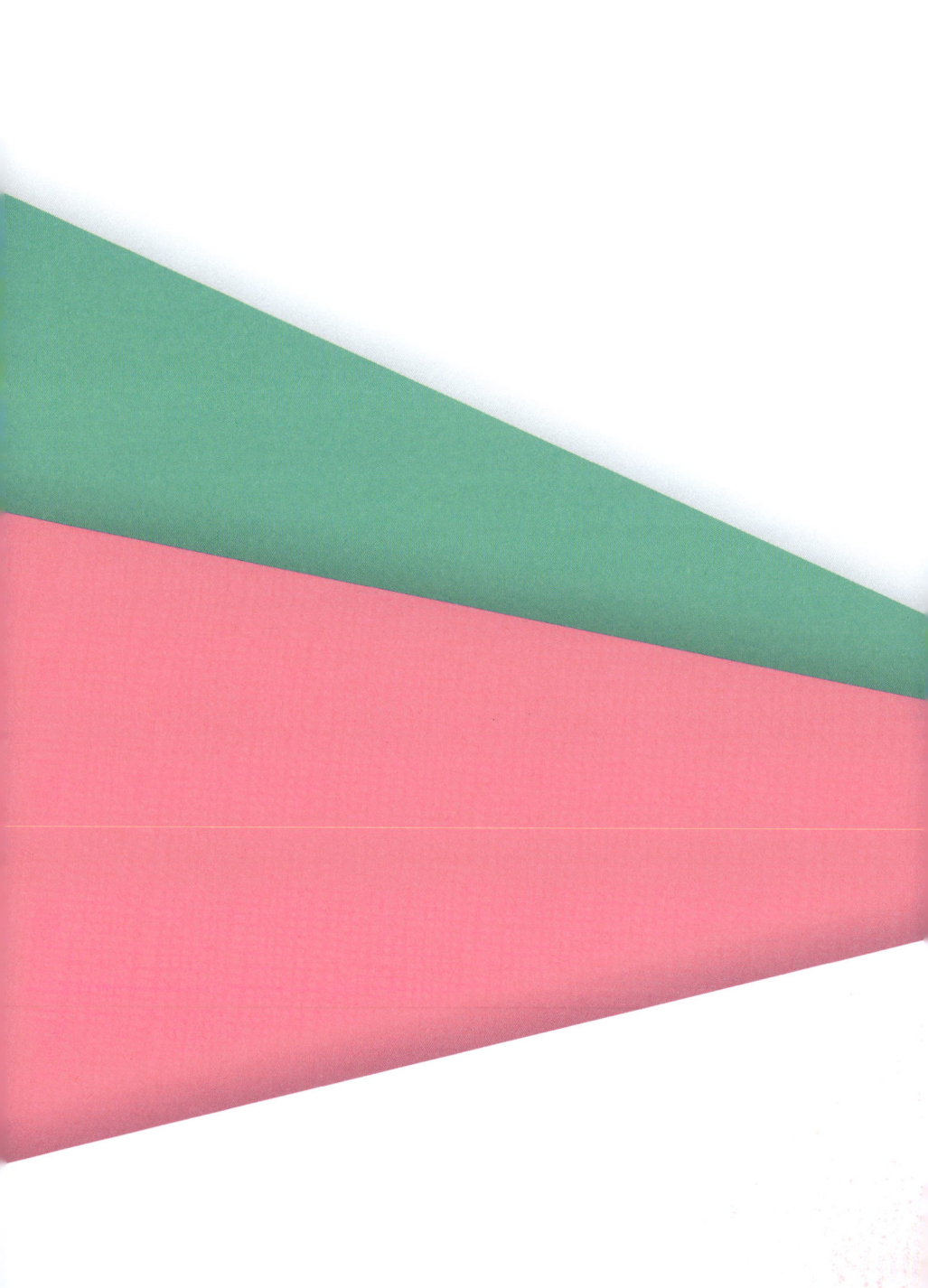

Haare gut,
ALLES GUT

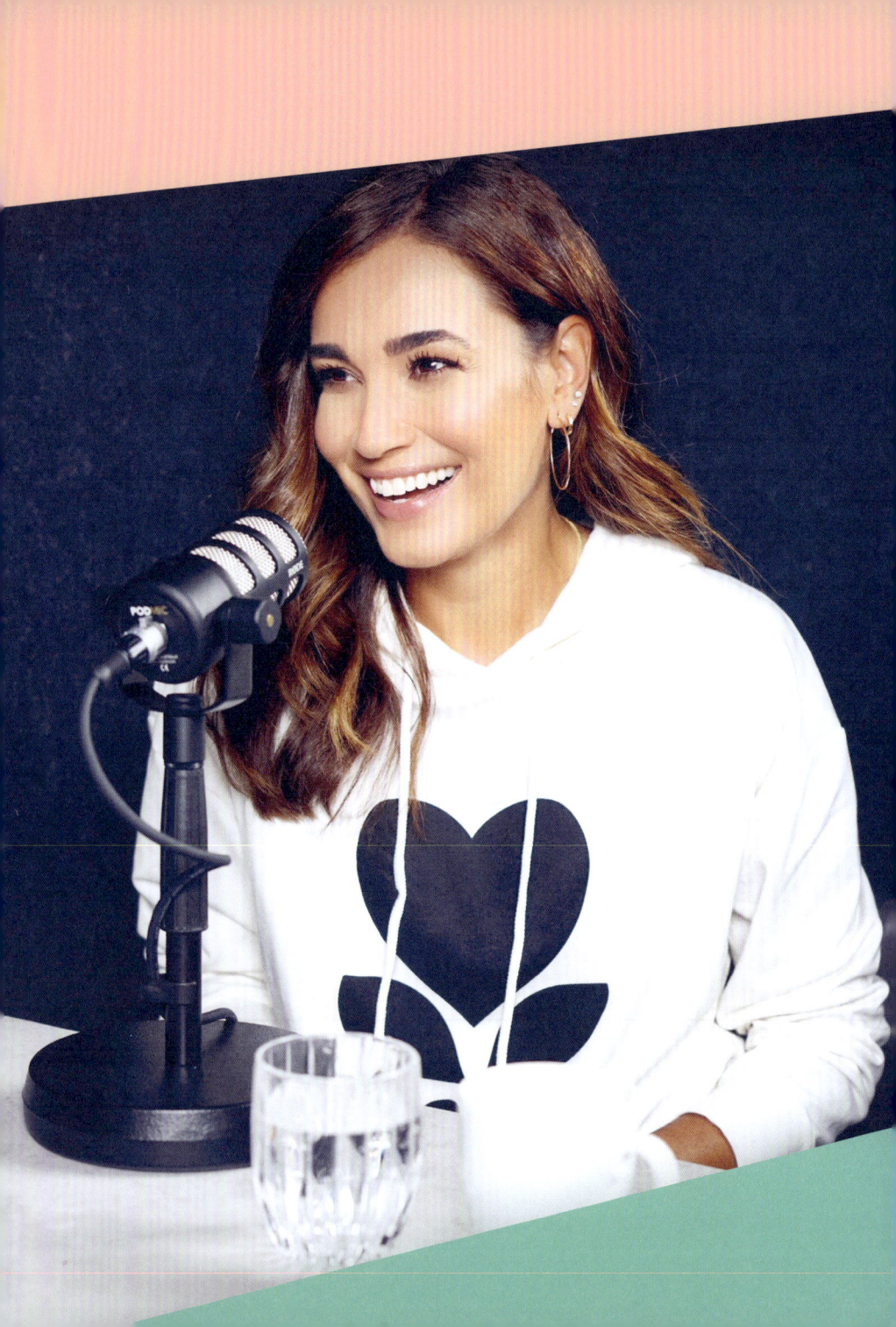

Jana Ina Zarrella

Enge Hosen, stundenlange Make-up-Sessions, strenge Diäten, tägliche Haarkuren – was muss frau nicht alles über sich ergehen lassen, um gut auszusehen. Wie heißt es doch gleich: Wer schön sein will, muss leiden? Von wegen. Moderatorin und Mutter Jana Ina Zarrella verzichtet in ihrem Alltag vor und hinter der Kamera auf alles, was ihr Zeit und Wohlbefinden raubt, und beweist, dass es auch anders geht. Ja, man könnte glatt sagen, sie sah nie besser aus. Wie macht sie das nur?

 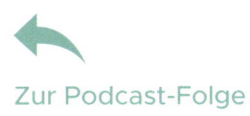

Zur Podcast-Folge

187

66 *Weniger ist mehr.*

"Ich habe vieles von meiner Oma vererbt bekommen", erklärt die brasilianische Schönheit im Gespräch mit Jennifer Knäble. "Meine Oma hatte eine sehr feste Haut und ging fast nie in die Sonne – ihr ganzes Leben lang. Und sie gab mir den Tipp: 'Beweg einfach nie deine Stirn, dann bekommst du auch keine Falten.'" Zugegeben, ein recht eigenwilliger Rat. Kaum Sonne und keine Regung im Gesicht? Verzicht spielt allerdings noch heute in Jana Inas Leben eine Rolle, wenngleich nicht ganz so strikt wie bei ihrer brasilianischen Oma. Sonne und Lachfalten sind im Hause Zarrella herzlich willkommen (auch wenn Jana Ina bei genauerer Betrachtung tatsächlich nie die Stirn runzelt). Ihr Verzicht gilt zum Beispiel dem Alkohol. "Einfach, weil es mir nicht schmeckt. Man könnte sagen, ich bin ziemlich langweilig." Von wegen. Jana Ina hat bereits eine Wahnsinnskarriere als internationales Model hingelegt, ist Mutter von zwei Kindern und hat sich eine zweite Karriere als Moderatorin in Deutschland aufgebaut. Langweilig? Wohl kaum.

Jana Ina: "Ich war unter anderem in Asien unterwegs, in Malaysia, in Singapur, Sri Lanka und Athen. Eine längere Zeit war ich damals in Istanbul, da ich dort sehr viel gearbeitet habe. Ich hatte viele Agenturen auf der ganzen Welt, es war eine aufregende Zeit, in der ich sehr viel rumgekommen bin."

Jennifer: "Wahnsinn, ein absolutes Jetset-Leben!"

Jana Ina: "Ich habe immer davon geträumt, als internationales Model zu arbeiten, dachte aber, dass es das bleiben würde: ein Traum. Und auf einmal hingen da diese riesigen Plakate mit meinem Gesicht drauf, und ich dachte nur: Krass, das ist echt cool! Eine Erfahrung, die fürs Leben bleibt."

Auf den Trubel, das viele Schminken und die (zu) engen Klamotten von damals kann Jana Ina heute allerdings getrost verzichten. Genau wie auf die tägliche Haarwäsche.

Zwischen der morgendlichen Gassi-Runde mit dem Hund und der Fahrt zur Schule ihrer Kinder bleibt wenig Zeit für Haare und Make-up. Aber das macht nichts. "Ich wasche mir die Haare ein bis zwei Mal die Woche und nutze eine Haarmaske. Nach dem Waschen föhne ich mir die Haare immer glatt. Dadurch dass meine Haare oft gestylt werden, nutze ich hochwertige Haarpflegeprodukte." Zu häufiges Waschen ist bekanntlich ohnehin nicht gut für die Haare. Das bestätigt auch Boris Entrup – unser Experte, wenn es um schönes Haar geht. "Zwei- bis dreimal die Woche Haare waschen reicht völlig aus. Wenn die Haare schneller fetten, stimmt irgendetwas nicht. Meist ist es das Shampoo oder die Pflege." Haare haben unterschiedliche Bedürfnisse, und genau wie bei der Haut kann es auch bei den Haaren zu einer Überpflegung kommen.

Wie oft sollte man bei der Haarwäsche also neben dem Shampoo auch zur Haarmaske oder einer Spülung greifen? "Ungefärbte Haare können gut einen Conditioner bei jeder Haarwäsche vertragen, um mehr Glanz zu erhalten. Gefärbte, getönte oder gesträhnte Haare können zusätzlich einmal in der Woche eine Maske vertragen, denn hier fehlt oft Feuchtigkeit", erklärt der Profi. Aber Achtung: Es kann auch andere Ursachen haben, warum Haare schnell fetten. Am besten sprechen Sie dies gegenüber Ihrem/-r Dermatologen/Dermatologin an, um die Gründe zu finden.

Wer auf (zu) häufiges Haarewaschen verzichten möchte, sollte lieber einmal mehr zur Bürste greifen. Denn genau wie beim Körperbürsten wird durch die sanften Bürstenstriche beim Haarekämmen die Kopfhaut massiert, die Durchblutung und die Lymphgefäße werden angeregt. Und nicht nur das! Vielleicht haben Sie vom Mythos der "hundert Bürstenstriche am Tag" gehört? Da ist tatsächlich etwas dran. Durch langes Bürsten von der Kopfhaut bis in die Spitzen wird der Talg nämlich auf optimale Weise im Haar verteilt. Das Ergebnis ist glänzendes, seidiges Haar – besser als jedes Produkt! Wer es jedoch nicht lange ohne eine Haarwäsche aushält, kann natürlich auch auf andere Hilfsmittel zurückgreifen. Das müssen nicht immer die teuren Mischungen vom Profi sein, meist reicht schon ein Gang in die Küche. Auch Jana Inas Oma griff in Sachen Beauty am liebsten zu einem Hausmittel: Honig, dem Wundermittel für Haut und Haar.

Honig-Olivenöl-Kur für seidiges Haar

Für eine Honig-Olivenöl-Kur à la Zarrella brauchen Sie nichts weiter als Honig und einen Schuss Olivenöl. Honig und Olivenöl geben strapaziertem Haar seine Geschmeidigkeit zurück, versorgen es mit Feuchtigkeit, stärken die Wurzeln und verringern Haarausfall. Eine Kombi, die es wahrlich in sich hat! Erwärmen Sie für die Kur zwei Esslöffel Honig mit einem Schuss Olivenöl (wenige Sekunden in der Mikrowelle reichen aus) und geben Sie die lauwarme Flüssigkeit anschließend als Maske auf Ihr Haar. Gut verteilen! Danach gilt es, sie eine halbe Stunde lang einwirken zu lassen. Wer mag, kann dazu eine Duschhaube oder einen Handtuchturban aufsetzen. Nach den dreißig Minuten wird die Maske gründlich ausgespült, bis alle Honigreste verschwunden sind! Sie haben es eilig? Kein Problem. Sie können sich auch einfach eine kleine Menge Olivenöl in die Spitzen einmassieren und einwirken lassen. Olivenöl schützt vor und nach dem Styling (sogar bei Hitze durch Föhn oder Glätteisen), da es den Haarschaft wie eine Schutzhülle ummantelt.

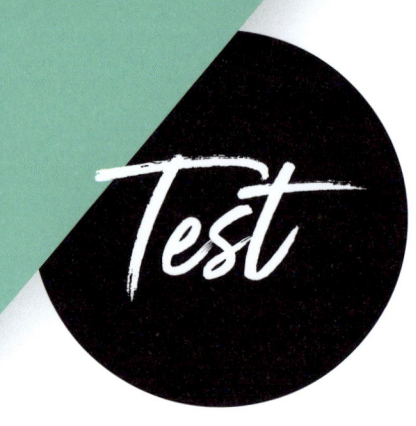

Wie erkenne ich meine Haarporosität?

Wer die eigene Haarpflege noch genauer auf das eigene Haar abstimmen möchte, sollte dazu, genau wie bei der Haut auch, den individuellen Haartyp bestimmen. In diesem Fall entscheidet der jeweilige Grad an Porosität. Boris Entrup erklärt, wie's geht:

Haare trocknen:

Haare mit niedriger Porosität lassen sich nicht leicht nass machen. Und wenn sie dann wirklich nass sind, bekommt man sie schwer wieder trocken. Warum? Die Schuppenschicht der einzelnen Haare ist geschlossen, so kommt wenig Wasser an das Haar, und wenn doch, dann bekommt man es eben nur schwer heraus. Haare mit hoher Porosität werden dagegen schnell nass und auch wieder trocken – die Schuppenschicht ist in dem Fall offen.

Haare stylen:

Haare mit niedriger Porosität sind schwer zu stylen. Es ist fast nicht möglich, Haare mit niedriger Porosität zu wellen oder zu locken. Selbst wenn Locken gelingen, sieht man nach kürzester Zeit nichts mehr davon. Diese Haare lassen sich auch beispielsweise schwer zu einem Dutt verarbeiten. Haare mit hoher Porosität können hingegen sehr gut und auch einfach gestylt werden, und das Ergebnis hält meist sehr lange.

Aussehen:

Haare mit niedriger Porosität sind glatt, glänzend, fast immer gerade und elastisch. Haare mit normaler Porosität können sich ein bisschen wellen, ausfallen und trocken aussehen. Sie sind meistens matter im Vergleich zu niedriger Porosität. Die Haarspitzen sind hier häufig gespalten. Haare mit hoher Porosität sind demgegenüber oft lockig, eher glanzlos und rau und oft auch schnell beschädigt. Kopfschuppen, Haarausfall und Spliss sind mögliche Folgen der falschen Pflege.

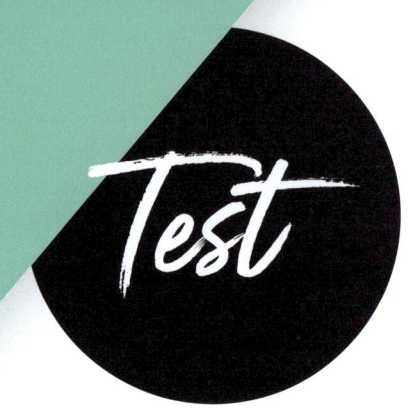

Wasserglas-Bestimmung

Legen Sie ein Haar in ein Glas Wasser und beobachten Sie, was passiert: Bei niedriger Porosität schwimmt es an der Oberfläche. Bei mittlerer Porosität wird das Haar langsam sinken, bei hoher Porosität geht es sofort unter. Oft liegen unterschiedliche Grade von Porosität an einem Haar vor: So haben Haare am Ansatz oft eine andere Porosität als in den Spitzen.

Wenn Sie nun den Grad Ihrer Haarporosität bestimmt haben, können Sie Ihre Pflege danach ausrichten.

Hohe Porosität

Bei Haaren mit hoher Porosität werden Produkte wegen der offenen Schuppenschicht besonders schnell aufgenommen. Leider verlieren sie ihre Feuchtigkeit aber auch ebenso schnell wieder. Daher ist es bei stark porösen Haaren besonders wichtig, sie nicht durch zu starke Hitze (Föhn, Glätteisen etc.) zu belasten und sie am besten mit kaltem Wasser zu waschen. Sogenannte "*Leave-in-Produkte*" geben porösem Haar wichtige Nährstoffe. Gut geeignet sind Haaröle wie Leinöl, Traubenöl oder Hanföl. Auf Sulfate im Shampoo sollten Sie dagegen lieber verzichten.

Geringe Porosität

Haare mit einer geringen Porosität benötigen häufig deutlich weniger Pflege. Bei einer geringen Porosität gelangen die Nährstoffe, anders als bei besonders porösem Haar, nicht so leicht durch die Schuppenschicht ins Haar. Hier ist Wärme von Vorteil! Beim Einwirken einer Haarkur empfiehlt es sich daher, ein Handtuch oder eine Haube auf die Haare zu geben, damit sie die Wärme beim Einziehen unterstützen kann. Haare mit geringer Porosität vertragen besonders pflanzliche Öle mit gesättigten Fettsäuren wie zum Beispiel Kokosöl, Rizinusöl und Sonnenblumenöl. Verzichten sollten Sie auf Proteine (z. B. Hafer, Soja) und filmbildende Produkte (z. B. Paraffin).

Beobachten Sie immer gut, wie Ihre Haare auf bestimmte Reize und Bedingungen reagieren. Werden sie strohig, benötigen Sie vermutlich eine andere oder eine Extrapflege, zum Beispiel eine Haarkur. Gut geeignet für strapazierte Haare sind Mischungen wie unsere Honig-Olivenöl-Kur sowie Arganöl und Macadamiaöl.

Und ganz wichtig: Schon beim Waschen fängt die Pflege an. Nicht zu fest rubbeln: weder beim Waschen selbst noch beim Trocknen mit dem Handtuch – das kann die Struktur beschädigen, genauso wie Kämmen oder Bürsten im nassen Zustand. Haare sind im nassen oder feuchten Zustand am empfindlichsten. Wenn Sie im nassen Zustand zur Bürste greifen, dann ohne Ruck und Reißen!

Hitzeschutz, Anti-Frizz und regelmäßige Friseurbesuche – das brauchen Ihre Haare wirklich

Ein Hitzeschutz beim Föhnen oder Glätten ist auf alle Fälle gut – genau wie ein Festiger für Volumen, ein Anti-Frizz-Produkt bei Feuchtigkeit und ein Sonnenschutz oder eine Kopfbedeckung, wenn Sie die Haare der Sonne aussetzen. Bei chemisch behandelten Haaren kann ein sogenannter *"Leave-in-Conditioner"* helfen, die Struktur zu verbessern. "Es kommt immer darauf an, welches Ergebnis gewünscht ist und was mit den Haaren gemacht wurde", erklärt Boris. Genau wie bei der Pflege unserer Haut müssen wir bei all diesen Produkten allerdings darauf achten, dass sie "die guten Stoffe" beinhalten. Und leider gibt es auch hier ein paar Kandidaten, die sich gern in die Shampooflasche mogeln, obwohl wir gut und gern auf sie verzichten können. Alkohol, Silikone, Parabene, Farbstoffe, Kunststoffe, Hormone oder hormonverändernde Wirkstoffe brauchen wir nicht. Außerdem rät der Profi dazu, vegane Produkte zu kaufen, da andere Inhaltsstoffe dem Haar und der Kopfhaut nicht sonderlich guttun. "Wer Probleme wie Schuppen, schnelles Nachfetten oder Juckreiz hat, kann ohne diese Inhaltsstoffe sehr schnell Erleichterung finden."

Auf die Frage, wie oft man eine/-n Friseur/-in aufsuchen sollte, empfiehlt der Stylist: "Generell sollte man dann gehen, wenn man selbst das Gefühl hat, dass eine Auffrischung nötig ist." Als Friseur/-in kennt man seine Kunden/Kundinnen gut und kann das Haarwachstum einschätzen und gleich den Folgetermin vereinbaren. Vieles hängt aber natürlich auch von den individuellen Gegebenheiten ab: Haarwachstum, Sichtbarkeit des Ansatzes bei gefärbten Haaren und Haar-länge. "Ich empfehle meinen Kunden/Kundinnen, alle sechs bis acht Wochen die Spitzen nachschneiden zu lassen. Wer einen starken Ansatz hat, ist spätestens nach sechs Wochen fällig."

Schnelle Hilfe für Bad Hair Days

Trotz guter Pflege und perfekt geschnittenem Haar gibt es aber auch Tage, an denen die Haare einfach nicht so wollen, wie man selbst. Bei einem "Bad Hair Day" rät Jenny zum "Messy Bun".

Schritt für Schritt zum Messy Bun

Wenn es morgens mal schnell gehen muss oder die Haare einfach nicht wollen, ist ein lockerer Dutt die Rettung in der Not. Und so gelingt er ohne große Mühe:

▲ Binden Sie die Haare zu einem festen Pferdeschwanz zusammen.

▲ Zwirbeln Sie den Hauptteil des Pferdeschwanzes mit einer Drehbewegung ein.

▲ Wickeln Sie den gedrehten Zopf so oft um das Haargummi, bis sich ein Dutt bildet.

▲ Stecken Sie das untere Ende des Zopfes ins Haargummi und fixieren Sie den Dutt mit einer Haarnadel.

▲ Lösen Sie nun ein paar einzelne Strähnen aus dem Dutt und lockern Sie die Haare am Ansatz, sodass der Dutt nicht länger straff sitzt. That's it!

"Was mir unsere Haarexperten/Haarexpertinnen im Podcast empfohlen haben: Wer immer wieder Probleme mit seinen Haaren hat, der sollte mit seinem/-r Friseur/-in oder einem/-r Dermatologen/Dermatologin nach der Ursache forschen. Was wahre Wunder bewirken kann: eine professionelle Kopfhautanalyse und ein Kopfhautpeeling bei einem/-r Friseur/-in."

Tipp der BUNTE-Redaktion: Fixierpuder fürs Haar

Viele Menschen schwören ja auf Trockenshampoo, um Zeit im Bad zu sparen oder um ihrem Haar zwischendurch einen kleinen Frische- und Volumen-Boost zu schenken. Noch schonender fürs Haar ist Fixierpuder!
Die chemischen Bestandteile in Trockenshampoo greifen nämlich häufig die Kopfhaut an, wodurch die Haare bei regelmäßiger Anwendung abstumpfen. Ein Fixierpuder, das eigentlich für das Gesicht gedacht ist, um einen ebenmäßigen Teint zu zaubern, kann hier Abhilfe schaffen. Das Puder absorbiert nämlich nicht nur Talg, der sich auf der Haut bildet, es kann auch das Haar von überschüssigem Fett befreien! Einfach mit einem Make-up-Pinsel ein wenig von dem transparenten Puder auf den Ansatz geben und sorgfältig einarbeiten. Ihre Kopfhaut wird es Ihnen danken!

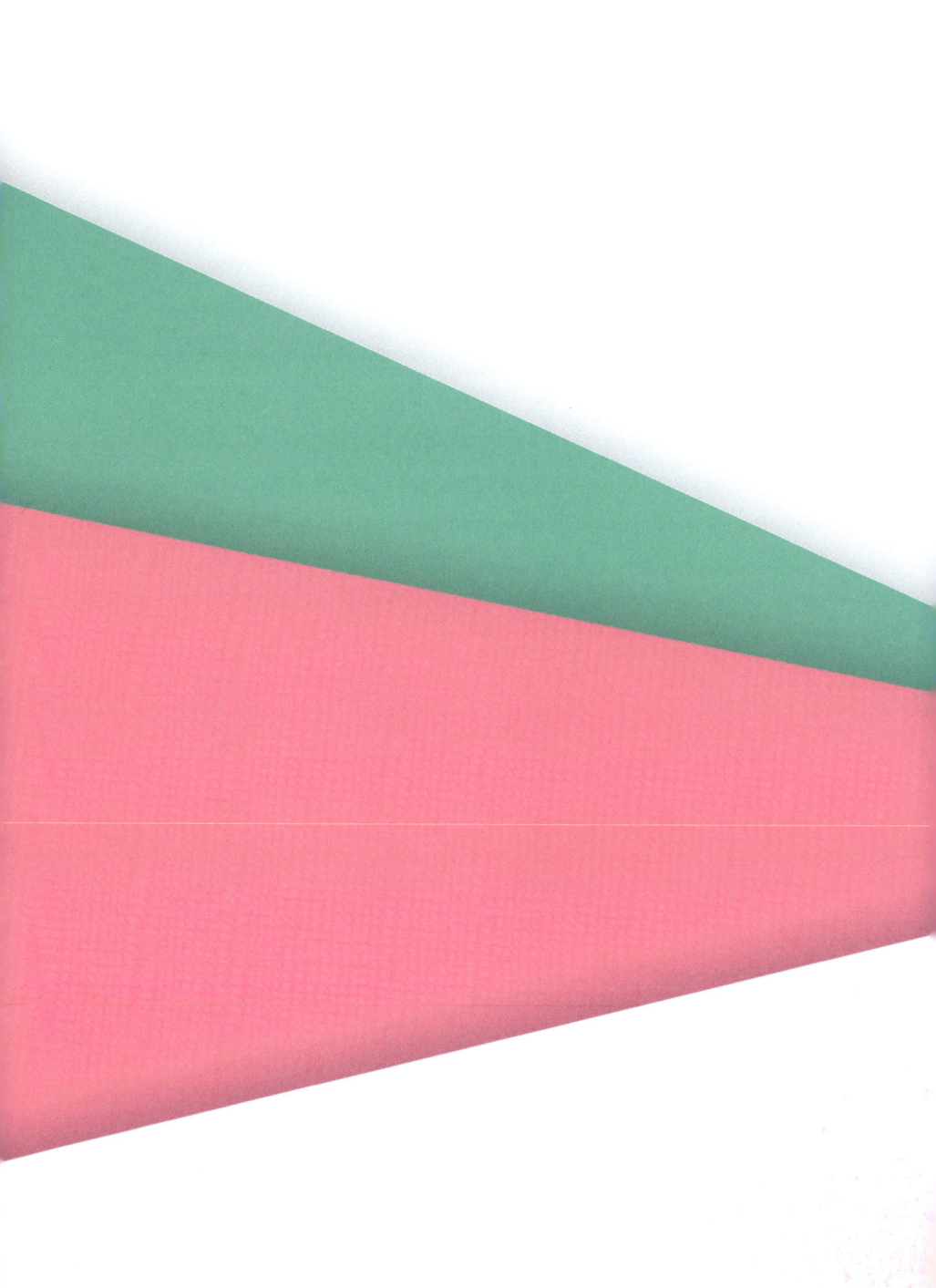

Mit Bewegung
ZU MEHR KÖRPERGEFÜHL UND SELBST-BEWUSSTSEIN

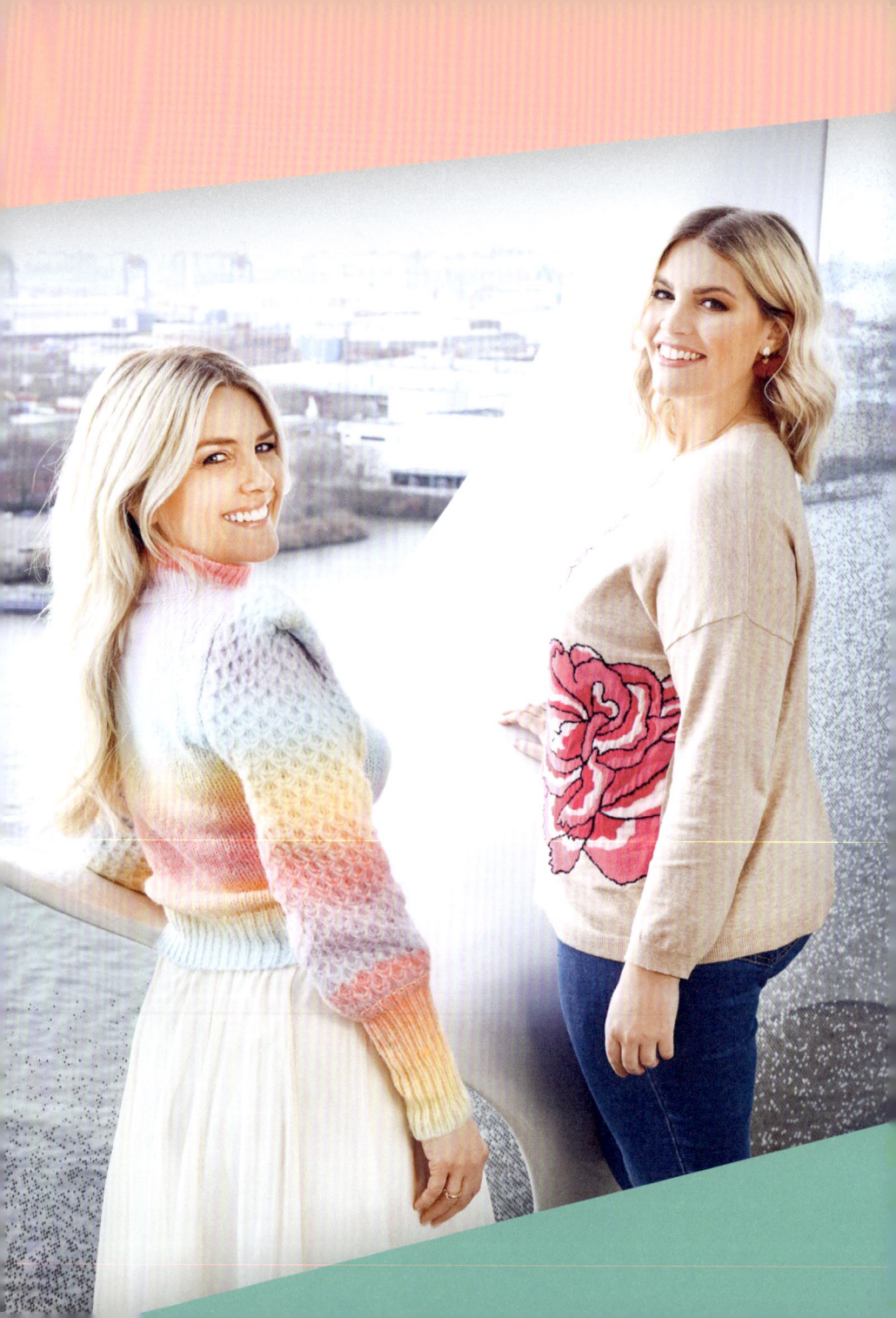

Angelina Kirsch

Mit ihrer lebensfrohen Ausstrahlung und ihrem Motto "Rock your curves" möchte Angelina Kirsch anderen Frauen Mut machen und dazu aufrufen, sich und ihren Körper zu lieben. Egal wie der Körper aussieht und ob man nun große oder kleine Kurven hat. Deutschlands bekanntestes Curvy-Model setzt sich für ein neues Schönheitsideal ein. Von retuschierten Fotos auf Instagram hält sie gar nichts, vielmehr sollten wir das Leben genießen und zu den tollen Körpern stehen, die wir haben. Wie wird man nur so selbstbewusst?

Zur Podcast-Folge

❝ *Rock your curves!*

"Ich war schon immer recht selbstsicher, aber natürlich hatte auch ich so meine Momente, in denen ich gezweifelt habe, gerade in der Pubertät, in der sich mein Körper stark verändert hat." Zu allem Übel hatte Angelinas Oma stets etwas an ihrem Aussehen auszusetzen und verglich sie und ihre Schwester permanent mit ihren schlankeren Cousinen. Die Folge: Angelina beschäftigte sich bereits als Teenager intensiv mit dem Thema Essen und ihrem eigenen Körpergewicht. Erfahrungen, die wir als Kinder und junge Erwachsene machen, sind eben besonders prägend. Zum Glück nahm Angelinas Mutter sie damals zur Seite und erklärte ihr, dass Veränderung ganz normal ist. "Sie sagte: Du bist eine Frau, du bekommst jetzt Kurven. Steh dazu. Und mach nie eine Diät." Angelinas Mutter hatte in ihrem Leben selbst viele Diäten durchprobiert und schließlich feststellen müssen, dass Hungern nicht glücklich macht. "Die fünf Minuten, in denen du dich vielleicht über eine andere Kleidergröße freust, sind es nicht wert. Deswegen sei gleich gut zu deinem Körper. Nimm ihn so an, wie er ist, mach dir keinen Figurstress, und dann ist alles gut."

Jennifer: "Angelina, 'Rock your curves' ist ein Hashtag, den man immer bei dir auf Instagram findet. Es ist ja auch dein Lebensmotto – ein sehr schönes, wie ich finde. Was genau steckt denn dahinter?"

Angelina: "'*Rock your curves*' soll Mut machen und dazu aufrufen, dass wir Frauen uns und unseren Körper einfach lieben – egal wie der Körper aussieht und ob man große oder kleine Kurven hat. Unsere Kurven machen uns aus. Ich wünsche mir, dass jede von uns ihr Leben genießt!"

Heute weiß Angelina: Man kann es nicht jedem recht machen, weder der eigenen Oma noch den Medien oder so manchen Menschen im Internet. Und das muss man auch nicht. Oder, um es mit Jennys weisen Worten zu sagen: "Man kann sich drehen und wenden, wie man will, der Arsch bleibt immer hinten." Und nicht nur Jenny ist ein großer Fan der lebensfrohen und selbstsicheren Art, mit der Angelina sich in Modekampagnen zeigt. Auch auf Instagram begeistert sie ihre Follower/-innen, indem sie sich so zeigt, wie sie ist – ganz ohne Filter. Sie möchte sich selbst auf jedem Bild wiedererkennen: "Wenn ich ein Bild von mir sehe, von dem ich weiß, dass ich so nicht in der Realität aussehe, macht mich das traurig." Was ihr hilft, um sich selbst und ihren Körper so richtig zu spüren, ist Bewegung. Am liebsten rockt Angelina ihre Kurven mit dem Hula-Hoop-Reifen.

Hula-Hoop: Im Hüftumdrehen zu mehr Selbstbewusstsein

Die meisten von uns kennen die schwungvolle Akrobatik wohl noch aus Kindertagen und erinnern sich, wie viel Spaß es macht, einen glitzernden Reifen in dynamischen Bewegungen um die eigene Körpermitte kreisen zu lassen. Wer es heute ausprobiert, stellt dabei fest: Das macht nicht nur Spaß, das bringt den Körper auch ganz schön in Form! Lust auf eine Runde?

Als Erstes brauchen Sie für Ihre kleine Dreheinheit natürlich einen Reifen. Der lässt sich problemlos online oder im Sportgeschäft kaufen. Besonders wirkungsvoll, wenn man beim Drehen die Bauchmuskulatur stärken möchte, sind Hula-Hoop-Reifen mit integrierten Gewichten und welligem Innenprofil. Der Reifen sollte auf jeden Fall ein Kilogramm wiegen, je nach Körpergewicht kann er auch etwas schwerer sein. Wer über achtzig Kilogramm wiegt, kann zu einem 1,5 Kilogramm schweren Reifen greifen, ab einem Körpergewicht von neunzig Kilogramm ist ein Zwei-Kilogramm-Reifen gut geeignet. Für den Anfang tut es ein weicher, gern etwas dickerer Reifen aus Schaumstoff. Der Durchmesser sollte bei etwa einem Meter liegen.

Und dann geht's ans Probieren. So kinderleicht, wie es die meisten in Erinnerung haben, ist das mit der richtigen Hula-Technik nämlich gar nicht. Aber keine Sorge: Hier steht der Spaß im Vordergrund.

Dehnen zum Warmwerden

Ehe Sie losdrehen, geht es für Sie aber zunächst einmal ans Dehnen! Nur weil ein Reifen sich drehen lässt, heißt das nicht, dass Sie ihn nicht auch anderweitig nutzen können. Bei diesen Übungen dient er vielmehr der Balance und Stabilität:

◢ Rumpfdehnung

Bringen Sie die Füße in eine schulterbreite Ausgangsposition und halten Sie den Reifen hinter Ihrem Körper so, dass sein unteres Ende Ihren Rücken berührt und das obere Ende über Ihren Kopf ragt. Atmen Sie anschließend einmal tief ein und ziehen Sie den Oberkörper gestreckt nach oben heraus. Drehen Sie dann den Oberkörper erst zur rechten Seite – halten – und dann zur linken Seite. Sie sollten dabei auf beiden Seiten eine sanfte Dehnung in Rumpf spüren. Der Hula-Hoop drückt die ganze Zeit über leicht von hinten gegen den Rücken und verleiht Ihnen einen aufrechten und stabilen Stand.

◢ Beindehnung

Zurück in der Ausgangsposition atmen Sie langsam aus und beugen den Oberkörper schräg nach vorn. Dabei sollte der vorderste Punkt des Reifens zum linken Fuß hinunterschwingen. Spüren Sie die sanfte Dehnung der linken Oberschenkelrückseite? Beugen Sie sich anschließend zurück zur Mitte und von dort mit dem Reifen weiter zum rechten Fuß. Von hier geht es zurück nach oben in den aufrechten Stand, anschließend wieder nach unten – und so weiter. Das Kreisen können Sie mehrere Male wiederholen und dabei gelegentlich die Richtung wechseln. Gleichmäßiges Ein- und Ausatmen nicht vergessen!

◢ Rückendehnung

Um den verspannten Rücken sanft zu dehnen, legen Sie den Reifen auf Ihren Schultern ab und klemmen ihn auf Nackenhöhe ein. Mit den Händen halten Sie ihn links und rechts fest, wodurch Sie an Stabilität gewinnen. Atmen Sie ein und lehnen Sie sich dann leicht mit dem Kopf nach hinten. Schön langsam! Atmen Sie aus und kehren Sie in den geraden Stand zurück. Spüren Sie die Dehnung im Rücken? Auch diese Übung können Sie mehrfach wiederholen.

Warm genug? Super, dann können wir jetzt richtig loslegen!

◢ Bringen Sie Ihre Lieblingsvase in Sicherheit und räumen Sie vorsichtshalber auch das Wäschegestell zur Seite. Viel Platz benötigen Sie nicht, aber der Reifen sollte den nötigen Radius zur Verfügung haben, um nirgendwo anzuecken. Stellen Sie sich anschließend in die Mitte des Reifens und nehmen Sie einen hüftbreiten Stand ein. Dabei kann ein Fuß für mehr Stabilität gern etwas weiter vorn platziert werden.

◢ Gehen Sie nun leicht in die Knie und legen Sie den Reifen am unteren Rücken an. Zeitgleich können Sie den Reifen loslassen und beginnen, die Hüften rhythmisch vor- und zurückzubewegen. Es bedarf dazu keines außerordentlichen Schwunges mit den Händen: Die Hüften halten den Reifen oben, und die Bauchmuskulatur sorgt für die nötige Spannung.

◢ Halten Sie die Arme während der Schwingungen oberhalb der Hüften ausgebreitet oder legen Sie sie bequem auf den Schultern ab. So kommen sie Ihnen nicht in die Quere. Wer es mit der Zeit etwas anspruchsvoller mag, kann die Arme immer mal wieder nach oben oder zu den Seiten ausstrecken und diese Position einige Hüftumdrehungen lang halten.

◢ Versuchen Sie, in einen entspannten Rhythmus zu finden, mit dem sie es gute fünf bis zehn Minuten für den Anfang aushalten. Vorsicht: Am Anfang können sich kleine Blutergüsse am Bauch bilden, wenn die Haut noch nicht an den Druck gewöhnt ist. Daher lieber mit kurzen Dreheinheiten beginnen und sich mit der Zeit steigern.

Na, haben Sie den Dreh schon raus? Keine Sorge, falls nicht. Auch Angelina brauchte anfangs ein paar Anläufe: "Ich dachte mir, was ich früher konnte, werde ich auch heute noch können. Also fange ich mal an. Und dann: plumps." Ein wenig Ausprobieren gehört dazu, bis man die richtige Technik raushat. Angelinas Tipp: "Nicht so viel darüber nachdenken, was man da eigentlich tut!" Für den Beginn tut es auf jeden Fall auch nur ein einzelner Reifen, man muss ja nicht gleich im Zirkus auftreten. Wer bereits fortgeschritten ist, kann es auch mit zwei Reifen auf einmal ausprobieren (aber passen Sie auf die Vase auf!).

Damit das Ganze noch mehr Freude macht, können Sie dabei Ihre Lieblingsmusik laut aufdrehen und lautstark mitsingen. So trainieren Sie ganz entspannt den gesamten Rumpf und können je nach Übung auch die Beinmuskulatur miteinbeziehen, indem Sie für einige Umdrehungen tiefer in die Knie gehen. Und nicht nur die Bauch- und Beinmuskulatur wird bei regelmäßigem Drehen angeregt. Auch die Ausdauer und Durchblutung Ihres Körpers werden gestärkt. Wie wir bereits vom Trockenbürsten wissen, kann ein gleichmäßiger Druck einen positiven Einfluss auf das Herz-Kreislauf-System und die Haut haben. Da schließt sich der Kreis! Und nicht zuletzt ist es besonders gelenkschonend, stärkt das Bewusstsein für den eigenen Körper und zaubert gute Laune.

Ins Schwitzen gekommen? Sehr gut! Die wohltuende Dusche haben Sie sich nun wirklich verdient! Anschließend Deo drauf und …. ups! Das kennt wohl jeder: gerade noch schnell nach der Dusche das Deo aufgetragen und gleich darauf das Kleid angezogen – schon hat man weiße Deostreifen auf der Kleidung. Jennys Tipp: "Einfach einen Seidenstrumpf nehmen und damit vorsichtig den angetrockneten Deofleck abreiben. Funktioniert wirklich – habe ich schon viele Male probiert."

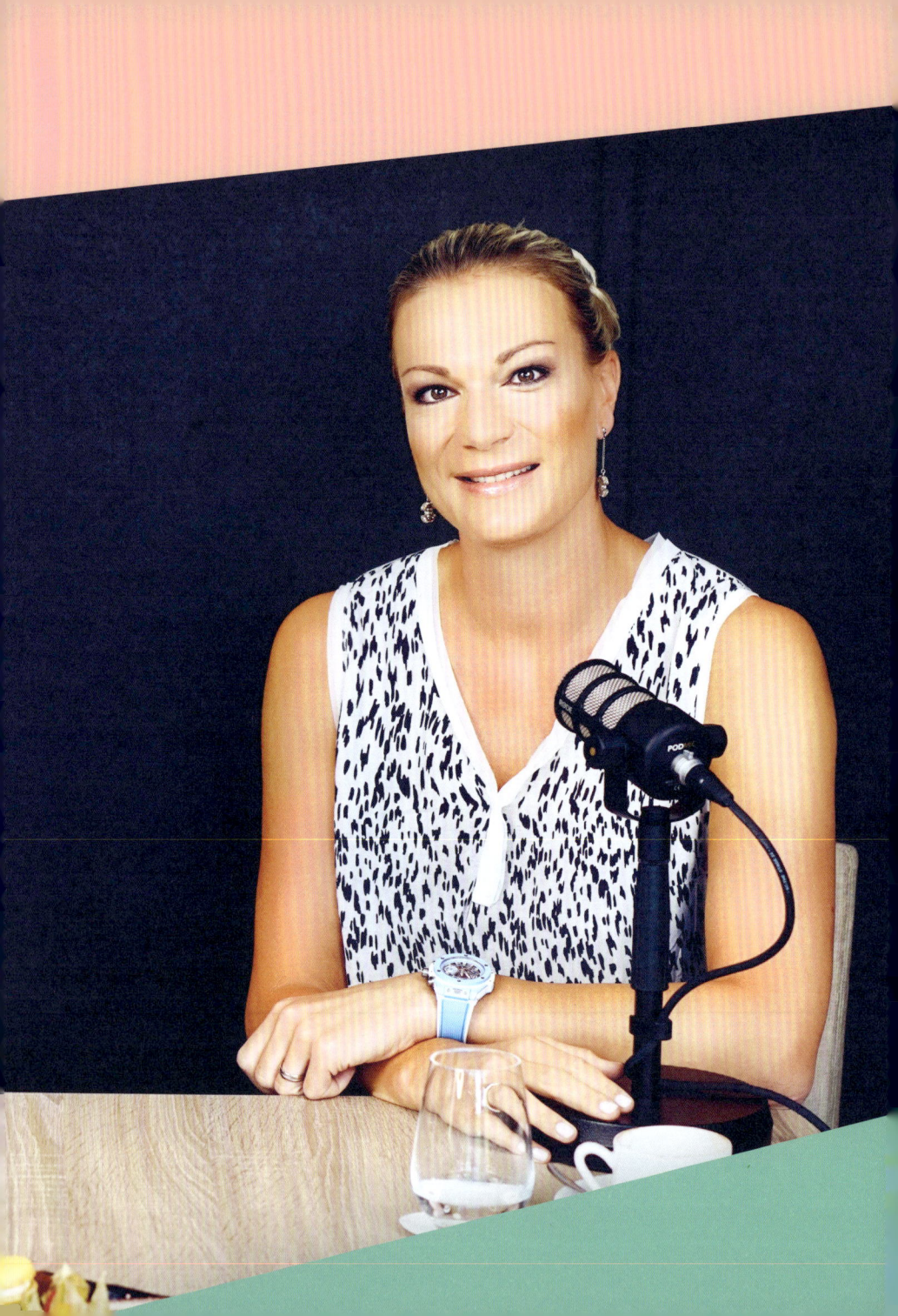

Maria Höfl-Riesch

Was macht eigentlich eine dreifache Olympiasiegerin und Doppelweltmeisterin, wenn sie ihre Profikarriere beendet? Lange ausschlafen und das Leben genießen? Ja und nein. Ein wenig Ruhe gönnt sich Profiskiläuferin Maria Höfl-Riesch durchaus hin und wieder. Doch von Stillstand kann nicht die Rede sein.

Zur Podcast-Folge

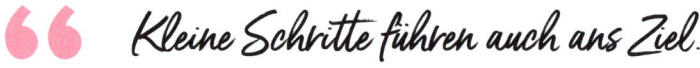

Kleine Schritte führen auch ans Ziel.

"Ich mache noch immer sehr viel Sport. Das ist natürlich nicht vergleichbar mit früher, als ich einen straffen Trainingsplan hatte", erzählt Maria im BUNTE VIP GLOSS-Gespräch mit Jennifer Knäble. Zu Olympiazeiten standen sieben bis acht Stunden Konditionstraining auf ihrem Tagesplan. Immer vormittags und nachmittags eine Einheit à drei bis vier Stunden – samt ausführlicher Dokumentation und Auswertung. Logisch: Damals war der Sport Marias Job, heute trainiert sie aus Spaß an der Bewegung. "Ich finde, man fühlt sich einfach besser danach."

Für jemanden, die seine große Karriere bereits hinter sich hat, ist die Skilegende zwar noch jung, aber sie will auch mit siebzig Jahren noch fit sein. Und da ist regelmäßiger Sport die beste Prävention. Doch woher nimmt sie die Motivation? Gerade an Tagen, an denen der Schweinehund neben einem auf der Couch hockt, fällt es schließlich gar nicht so leicht, mit dem Laufen, Radfahren, Skifahren oder Schwimmen anzufangen. Marias Tipp: "Am besten macht man etwas, das einem schon immer Spaß gemacht hat." Sie sind gern in der Natur? Dann verbinden Sie die Anstrengung mit dem

Angenehmen! Am Wochenende bei tollem Wetter verbringt Maria ihre Zeit auch nach ihrer Skikarriere am liebsten in den Bergen. Es müssen dabei aber nicht immer die Skier sein. Auch mit dem Bike düst die Bayerin über das Kitzbüheler Horn oder marschiert auf den Hahnenkamm. Bewegung in der Natur ist super für die Motivation, weil es ein Ziel zu erreichen gibt. "Ich liebe dieses Erfolgserlebnis, wenn man oben ankommt. Dann setze ich mich auf der Hütte auf die Terrasse in die Sonne und kann mir einen leckeren Kaiserschmarrn gönnen", schwärmt Maria. Ganz einfache Gleichung: je mehr Training, desto mehr Kaiserschmarrn!

Und noch etwas bringt die Motivation in Gang: Beauty! Ganz recht. Zusammen mit ihrer Kollegin Lindsey Vonn hat Maria in ihrer aktiven Zeit als Profiskiläuferin einen echten Beauty-Trend im Skisport gestartet. Die beiden waren die ersten Skirennläuferinnen, die geschminkt die Piste runterrasten. Ziemlich cool. Und was lernen wir daraus? Wer die sportliche Einheit angemessen zelebriert, kommt schneller ans Ziel. Okay, das ist nur eine Vermutung. Fakt ist aber: Ein bewusster Look kann deutlich zur Motivation beitragen.

Vielleicht haben Sie auch schon einmal bemerkt, dass Sie Ihre Joggingpläne deutlich ernster nehmen, wenn Sie direkt am Morgen in die schöne Sportleggings schlüpfen?

Damit ist schon der wichtigste Schritt getan: Sie haben sich bewusst dazu entschieden, Sport zu machen. Und wenn es nur der schöne Sport-Look ist, der diese Entscheidung herbeigeführt hat. Gratulation!

"Aller Anfang ist schwer", versichert Maria. "Wenn man es nicht gewohnt ist, sich regelmäßig zu bewegen, oder nicht gleich sofort superviel Spaß dabei hat, fällt es einem natürlich ein bisschen schwer." Die gute Nachricht: Das ist nur ein paarmal so. Danach fällt die Überwindung deutlich leichter, weil man merkt, dass es einem guttut und man mit jedem Mal besser wird.

Ein häufiger Fehler, den die Sportlerin beobachtet, besteht darin, dass viele Menschen sich gleich beim ersten Versuch völlig verausgaben. Dabei muss man nicht direkt eine Stunde joggen. Es geht erst einmal nur darum, sich zu bewegen. "Manche lachen mich aus, wenn ich sage, sie sollen wenigstens jeden Tag eine Stunde spazieren gehen." Das allein bringt schon eine Menge, erklärt die Expertin. Und recht hat sie: Ein zügiger Spaziergang ist für den Anfang nicht zu anstrengend, und doch bringt er den Kreislauf in Schwung. Am besten ist es, sich eine feste Runde auszusuchen und auf dieser jeden Tag ein bisschen schneller zu gehen, schließlich mal fünf Minuten zu laufen, dann wieder gehen. Und so kann man mit jedem Mal Stück für Stück die Laufdauer erhöhen. Irgendwann läuft man dann locker sieben, acht Kilometer – und hat auch noch Spaß dabei!

Jennifer: "Ein kleiner Anfang, bei dem man sich nicht gleich zu viel vornimmt."

Maria: "Genau, sonst verliert man schnell wieder die Lust. Wichtig ist eine gewisse Basis. Von null auf hundert, das geht ja nicht. Das schafft der Körper gar nicht."

💡 Übung

Neben der Ausdauer beim Laufen können ein paar Übungen für zu Hause die Muskulatur stärken. Maria setzt dabei auf Übungen mit dem eigenen Körpergewicht, da hier für jede Muskelgruppe etwas dabei ist. Hier ein Beispiel:

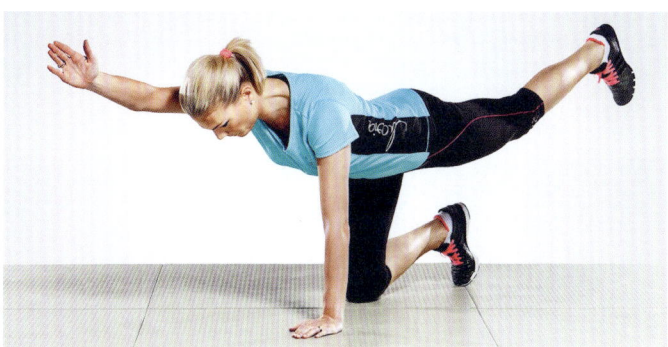

◢ Gehe in den Vierfüßlerstand, die Hände befinden sich unter den Schultern. Richte die Wirbelsäule neutral aus. Strecke den rechten Arm und das linke Bein in Verlängerung der Körperachse aus. Ziehe die Fußspitzen an, der Daumen zeigt nach oben.

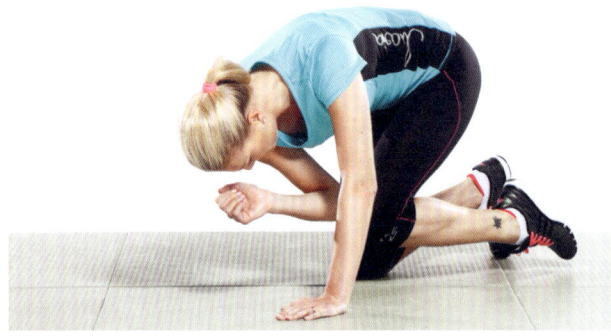

◢ Führe im Zwei-Sekunden-Takt Arm und Bein über Knie und Ellbogen zusammen und strecke sie wieder aus. Die Bewegung erfolgt hauptsächlich im Hüft- und Schultergelenk, der Kopf bleibt immer in Verlängerung der Wirbelsäule. Passe deine Atmung dem Bewegungsablauf an.

◢ Zur anderen Seite wechseln.

Und nicht nur beim Sport weiß Maria sich zu motivieren. Auch im Jobleben beherzigt sie ihren eigenen Rat: Wenn etwas zu Ende geht, sollte man nicht zu lange warten, bis man wieder etwas Neues wagt. Nach ihrem Olympiasieg

2014 arbeitete sie kurz darauf als Skiexpertin fürs Fernsehen. "Ich habe viel Neues gewagt. Das hat zwar nicht alles super funktioniert, aber ich habe einfach Sachen angepackt, die mich interessiert haben." Marias Tipp für Neuanfänge: nicht verzagen, wenn nicht alles gleich funktioniert, und neue Wege gehen. Denn – und das ist ganz wichtig – es kann sein, dass man auch mal scheitert. Sie selbst ist während ihrer Sportkarriere viele Male hingefallen, sie hat nicht immer gewonnen, und doch ist sie immer wieder aufgestanden. Heute kennen wir Maria Höfl-Riesch als Skilegende, weil sie nie aufgehört hat, an sich zu glauben. Skihelm richten und weiter geht's!

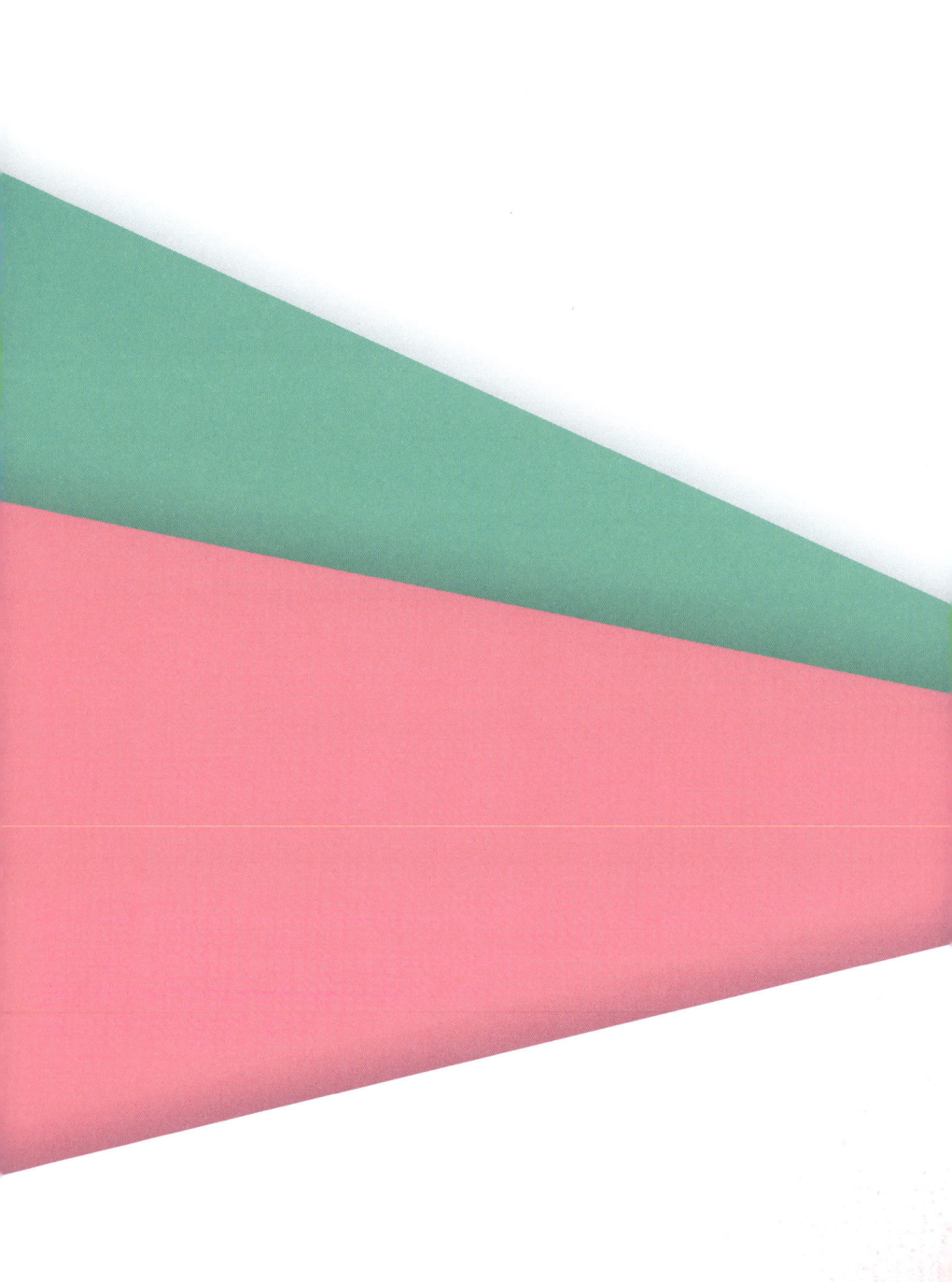

Schönheit
IST ...

Zum Abschluss wollen wir noch einmal rekapitulieren, was wir über Schönheit gelernt haben. Eines ist und bleibt ganz klar: Schönheit liegt im Auge der Betrachtenden. Doch, auch wenn es unzählige Schönheitsideale, Geschmäcker und Trends gibt, so haben wir gesehen, wie nahe wir einander in Gesprächen über die persönlichen Routinen, Tipps und Tricks kommen. Prominente sind eben auch nur Menschen. Genau wie wir waschen sie sich am Ende des Tages das Gesicht mit lauwarmem Wasser und greifen am Morgen zum Concealer, wenn der Schlaf zu kurz kam. Irgendwie beruhigend, oder? Was ihnen und uns im stressigen Alltag zwischen Jobs, Kinderbetreuung und Partynächten hilft, ist eine verlässliche Beauty-Routine. Vitamin C und Sonnenschutz am Morgen, Vitamin A am Abend – so lautet die empfohlene Basispflege, an der wir uns orientieren können. Alles Weitere bestimmt der individuelle Hauttyp, den wir dank Testverfahren und guter Beobachtung nun mit Bravour entschlüsseln können. Einmal gewusst, was die eigene Haut braucht, müssen wir uns nicht länger durch den Produktdschungel testen. Byebye, Reizungen, Spannungen und Unreinheiten! Und falls die Haut doch mal aus dem Gleichgewicht gerät, ist das auch kein Drama. Schließlich wissen wir nun ganz genau, was sich auf und unter der Oberfläche abspielt, wenn der pH-Wert steigt.

Und dann wäre da natürlich noch unser tägliches Mantra: Schutz, Pflege, Abschminken! Also: Immer an den Sonnenschutz denken (egal zu welcher Jahreszeit), für genügend Feuchtigkeit sorgen und am Abend immer gut abschminken!

Wer in Glück und Schönheit altern möchte, sollte die Veränderungen der Haut gelassen nehmen. Keine Panik und keine hundert Produkte mit unterschiedlichem Wirkstoff – im Gegenteil! Zu viel Pflege lässt die Haut bloß noch schneller altern und kann auch bei junger Haut zu Reizungen führen. Am besten, wir lassen sie einfach mal machen und unterstützen sie da, wo wir es sollten. Das Hilfsmittel der Wahl: die Bürste! (Wer weiß, vielleicht starten wir ja gemeinsam eine kleine "Brush-Revolution" für seidiges Haar und glatte Haut?)

Was noch? Richtig, wir haben gelernt, wie wir mit wenigen Schritten und einer Rolle Klebeband verführerische Katzenaugen zaubern und mit einem Kajalstift unseren Kussmund perfektionieren, haben unseren Körper mit dem morgendlichen Kaffee gepeelt und unserem Haar ein köstliches Honig-Oliven-Mahl gegönnt. Wir haben unsere Kurven gerockt, sind mit dem Schweinehund Gassi gegangen und haben verstanden, worauf es am Ende wirklich ankommt: Selbstbestimmung.

Ob wir unsere grauen Strähnen überfärben und uns mit Fillern einen Extra-Frische-Boost ins Gesicht zaubern oder auf natürliche Pflegeprodukte und Gesichtsyoga mit dem Gua-Sha-Stein setzen: Wir selbst bestimmen, wie wir mit unserem Körper umgehen, wie wir ihn pflegen, optimieren, bewegen, massieren, betonen und verändern möchten. Schönheit ist Selbstbestimmung und Selbstachtung. Sie kommt von innen heraus und: Schönheit ist Liebe, die wir uns und unserem Körper entgegenbringen.

Sie sind schön!

Für unsere abschließende Übung brauchen Sie nichts weiter als einen Spiegel, einen Zettel und einen Stift. Bereit? Nehmen Sie sich einen Moment Zeit und betrachten Sie ganz genau, was – oder genauer gesagt wen – Sie dort vor sich im Spiegel sehen. Schauen Sie sich selbst tief in die Augen und lassen Sie den Blick anschließend wandern. Nein, wir scannen uns nicht auf mögliche Makel ab, ganz im Gegenteil. Schauen Sie genau hin und notieren Sie sich drei Dinge, die Sie besonders schön an sich finden. Nur zu, keine falsche Bescheidenheit!

Vielleicht sind es die kleinen Lachfältchen um die Augen, wie bei Jennifer Knäble, die Sie an die vielen glücklichen Momente in Ihrem bisherigen Leben erinnern? Vielleicht sind es aber auch Dinge, die nicht auf den ersten Blick ersichtlich und eindeutig zu benennen sind? Ein Funkeln in den Augen, Ihre Ausstrahlung oder ein herzliches Lachen, bei dem Sie Ihre strahlenden Zähne offenbaren? Hat Ihnen schon einmal jemand gesagt, dass Sie wahnsinnig schöne Ohrläppchen, eine bezaubernde Nase, sympathische Grübchen, einen tollen Po oder extrem sanfte Haut haben? Falls nicht, wird es höchste Zeit, dass Sie sich selbst ein Kompliment machen!

Legen oder hängen Sie den Zettel mit Ihren Komplimenten anschließend an einen Ort, an dem Sie ihn jederzeit sehen und lesen können: an den Spiegel im Badezimmer, in die Tür Ihres Kleiderschrankes oder ins Portemonnaie. Dies ist Ihr persönlicher Reminder: Sie sind schön. Wir alle sind es, auf unsere ganz persönliche Art und Weise.

Vielen Dank, dass Sie sich gemeinsam mit uns auf diese spannende Reise in die mal schillernde, mal ganz alltägliche Welt der Stars und Schönheitsrituale begeben haben. Wir hoffen, Sie konnten ein paar wertvolle Tipps für Ihren Alltag mitnehmen und probieren den ein oder anderen Beauty-Hack im heimischen Badezimmer aus!

Für noch mehr Beauty-Tipps von Jennifer Knäble und ihren prominenten Gästen hören Sie gern jede Woche in unseren BUNTE VIP GLOSS-Podcast rein.

Zuhören macht schön!

MEINE BEAUTY-FAVORITEN

MEINE BEAUTY-FAVORITEN

BUNTE – Leidenschaft für Menschen

Nichts interessiert Menschen so sehr wie Menschen. Wenn es um Stars und Royals geht, ist BUNTE die führende Medienmarke für hochwertigen People-Journalismus in Deutschland. Ob persönliche Interviews, private Homestorys oder aufregende Events – BUNTE ermöglicht Einblicke in das Leben der Prominenten. Auch aktuelle Trends aus den Bereichen Beauty, Mode, Lifestyle und Gesundheit werden aufgegriffen. Alles aus der Welt der Reichen und Schönen, der Stars und Sternchen, der Royals und des Adels liest man jeden Donnerstag in BUNTE – auch als ePaper erhältlich.

Mehr Infos unter:
www.bunte-aboshop.de
www.bunte-magazin.de

 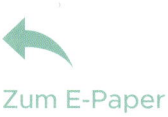

Zum E-Paper

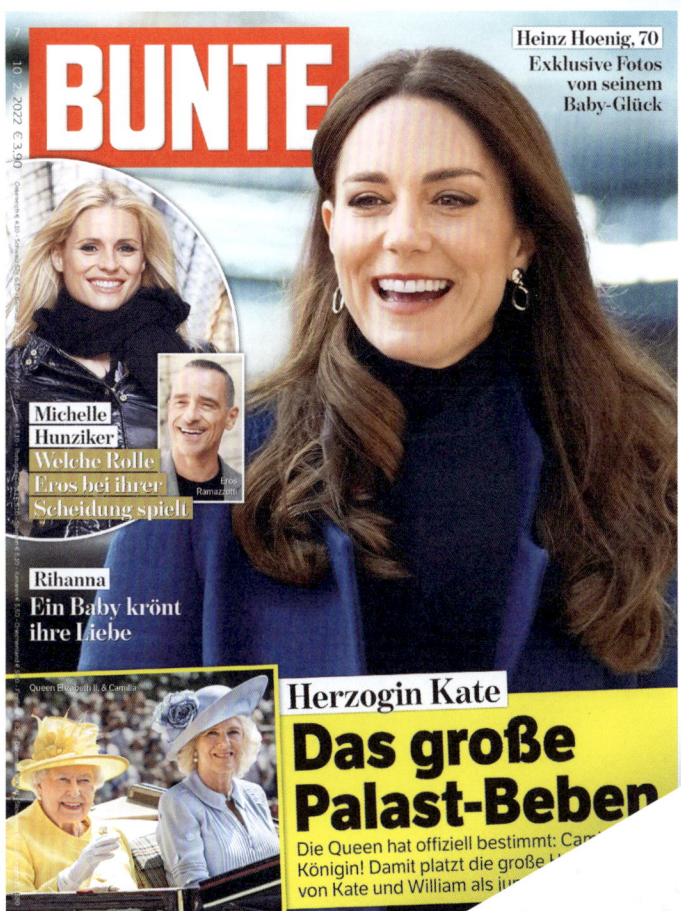

BUNTE

10. 2. 2022 € 3,90

Heinz Hoenig, 70
Exklusive Fotos
von seinem
Baby-Glück

Michelle Hunziker
Welche Rolle
Eros bei ihrer
Scheidung spielt

Eros Ramazzotti

Rihanna
Ein Baby krönt
ihre Liebe

Queen Elizabeth II. & Camilla

Herzogin Kate

Das große Palast-Beben

Die Queen hat offiziell bestimmt: Ca...
Königin! Damit platzt die große H...
von Kate und William als ju...

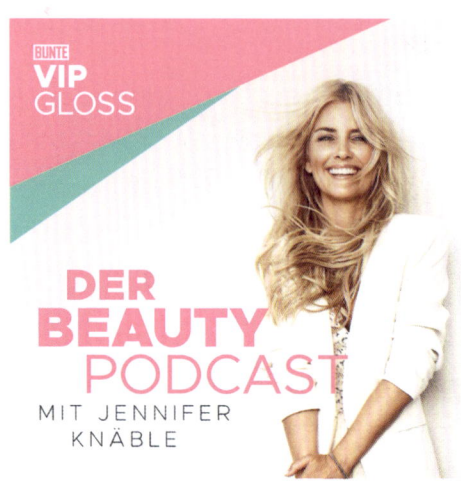

Zum Podcast

Zuhören macht schön!

BUNTE und Jennifer Knäble starteten 2020 den wohl schönsten Podcast Deutschlands: BUNTE VIP GLOSS. Regelmäßig sind dort Prominente und Experten zu Gast und sprechen mit Jennifer Knäble zu allen Themen, die das Leben schöner machen: Beauty, Fitness, Lifestyle, Ernährung und vieles mehr. Dabei verraten die Gäste allerlei Tipps, Tricks und auch das ein oder andere persönliche Geheimnis. Ungeschminkt, ehrlich und erfrischend!

Und wer vom Thema Beauty nicht genug bekommt, für den hält BUNTE mit den BUNTE Beauty Days Deutschlands größtes Live Beauty-Ereignis für Frauen bereit. Regelmäßig finden die BUNTE Beauty Days in großen deutschen Städten seit 2018 statt. Dort warten die aktuellen Beauty-Trends und Marken, das spannende Bühnenprogramm mit vielen Prominenten und Experten (und natürlich Jennifer Knäble) sowie vielen Aktionen und Shoppingmöglichkeiten auf alle Beauty-Fans.

Alle News und Informationen rund um den BUNTE VIP GLOSS oder die BUNTE Beauty Days erfahren Sie auf unserem Instagram Account:

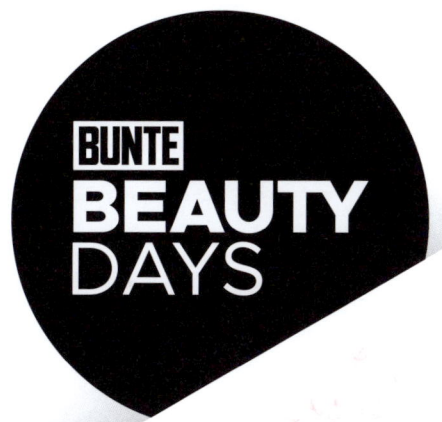

@buntebeautydays
oder unter
www.bunte-beauty-days.de

IMPRESSUM

Das große Bunte Beauty Buch

ISBN 978-3-9824351-0-7

1. Auflage 2022
BUNTE Bücher – BUNTE Entertainment Verlag
BUNTE Entertainment Verlag GmbH
Arabellastr. 23, 81925 München

www.bunte-magazin.de | www.bunte-beauty-days.de

In redaktioneller Zusammenarbeit mit Eden Books
Copyright © 2022

Text: Marie Krutmann, ALMOST Agentur
Lektorat: Katharina Marisa Katz
Korrektorat: Rotkel. Die Textwerkstatt
Umschlaggestaltung: FAVORITBUERO, München
Layout und Satz: Datagrafix GSP GmbH, Berlin | www.datagrafix.com
Druck und Bindung: optimal media GmbH, Glienholzweg 7, 17207 Röbel/Müritz

Im Vertrieb der Edel Verlagsgruppe GmbH
Neumühlen 17, 22763 Hamburg
buchvertrieb@edel.com

Printed in Germany

Der BUNTE Entertainment Verlag unterstützt bei der Produktion dieses Buches das Projekt "Junge Riesen für die nächsten 100 Jahre". Damit wird ein Anteil der unvermeidbaren CO_2-Emissionen im direkten Umfeld des Produktionsstandortes kompensiert.

BILDNACHWEIS

Covermotiv
Jennifer Knäble © Peter Müller Photography

Bilder Innenteil
Jennifer Knäble © Peter Müller Photography
Boris Entrup © vyraproductions
Birgit Schrowange © Sandra Weimar/lovethenow.de für ADLER
Alle weiteren Bilder © Jelix GmbH für BUNTE Illustrationen

Illustrationen
All types of Eyeliner © Lazuin/Shutterstock.com
Gesichtsyoga © Saiana/Shutterstock.com
Alle weiteren Illustrationen © Arina Gladyisheva/Shutterstock.com